TRAITÉ DES EAUX MINÉRALES DE VERDUSAN,

Connues sous le nom d'Eaux minérales du Castera Vivent, avec leur analyse, leurs propriétés & leur usage dans les maladies, fait par ordre du Gouvernement.

Par M. RAULIN, Docteur en Médecine, Agrégé honoraire au Collége Royal des Médecins de Nancy; Conseiller Médecin ordinaire du Roi, Censeur Royal, Membre de la Société Royale de Londres, des Académies Royales des Belles Lettres, Sciences & Arts de Bordeaux, de Rouen, de Châlons-sur-Marne, & de celle des Arcades de Rome.

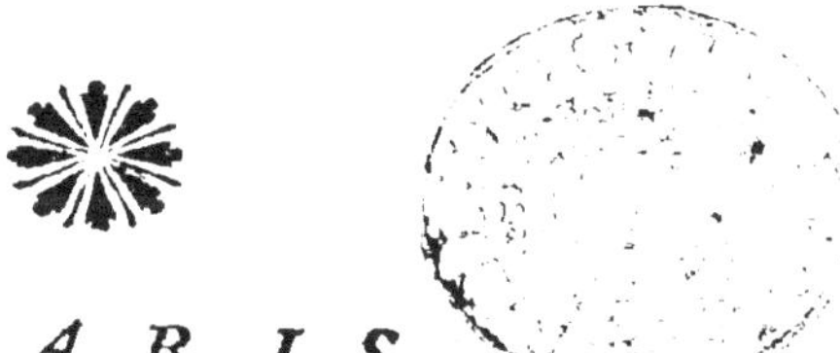

A PARIS,

Chez VALADE, Libraire, rue St. Jacques, vis-à-vis celle des Mathurins.

M. DCC. LXXII.

APPROBATION de M. MISSA, Censeur Royal, Docteur-Régent, & ancien Professeur de la Faculté de Médecine en l'Université de Paris, Agrégé honoraire au College Royal des Médecins de Nancy, ancien Médecin des Armées du Roi, Membre de l'Académie Royale des Belles-Lettres, Sciences & Arts de Châlons-sur-Marne.

J'AI lu, par ordre de Monseigneur le Chancelier, un Manuscrit intitulé: *Traité des Eaux minerales de Verdusan, connues sous le nom d'Eaux minérales du Castera-Vivent*, de la composition de M. Raulin Médecin ordinaire du Roi, &c. Cet Ouvrage fait connoître des sources d'eaux minérales, qui équivalent par leurs principes & leurs propriétés, selon les analyses & les expériences que l'Auteur en rapporte, à toutes celles des Pyrénées, qui jouissent, à juste titre, d'une réputation éclatante & très-méritée. Ce qu'il avance concernant les vertus des eaux de Verduſan, eſt confirmé par des obſervations de Médecins célebres, & dignes de la confiance du Public.

Fait à Paris le 10 du mois de Mars 1772. MISSA.

APPROBATION de MM. les Conſeillers Médecins ordinaires du Roi ſervants par quartier.

NOus Docteurs en Médecine, Conſeillers, Médecins ordinaires du Roi ſervants par quartiers, ſouſſignés, avons lu un Ouvrage intitulé: *Traité des Eaux minérales de Verduſan, connues ſous le nom d'Eaux minérales du Caſtera-Vivent*, de la compoſition de M. Raulin notre Confrere, Cenſeur Royal, Membre de la Société Royale de Londres, &c. &c.

Nous avons jugé d'après l'agréable ſituation de ces Eaux minérales; les analyſes que l'Auteur en rapporte; la comparaiſon qu'il en fait avec celles des Eaux minérales des Pyrénées, & les propriétés qu'elles ont dans les maladies, ſelon des expériences confirmées par des obſervations, que ces Eaux doivent être regardées comme des reſſources efficaces en Médecine, & comme un tréſor précieux au Public. Fait à Paris le 3 de Juin 1772. LASSAIGNE, GARNIER, DESVARENNE, DUCHESNAY, DE CHOISY, THIBAULT.

Nota. Le Privilége eſt dans le Traité analytique des Eaux minérales en général &c.

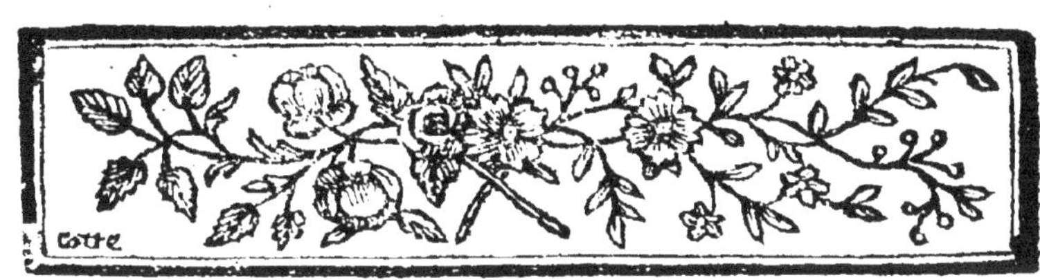

TRAITÉ
DES EAUX MINÉRALES DE VERDUSAN,

Connues sous le nom d'Eaux minérales du Castera Vivent, avec leur analyse, leurs propriétés & leur usage dans les maladies.

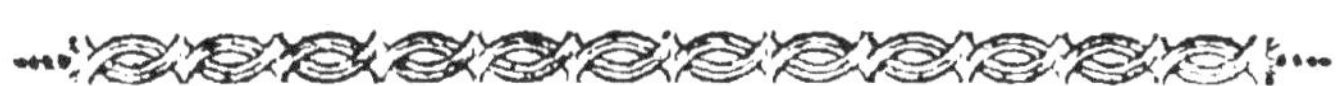

CHAPITRE PRÉLIMINAIRE.

LA nature est prodigue de ses richesses ; les besoins & l'utilité de l'espece humaine, en sont toujours l'objet. Il est cependant dans les entrailles de la terre & à sa surface, des trésors précieux, qui reſtent dans l'obſcurité, ou confondus dans la pouſſiere, parce qu'on ne les a pas découverts, ou parce qu'on n'en a pas connu tout le prix : telles ſont les Eaux minérales de Verduſan. Depuis pluſieurs ſiecles, les vertus de ces Eaux ſont précieuſes & recherchées dans toute l'étendue de la Province de Guienne ; ſi l'on n'en retire pas ailleurs les mêmes avantages, c'eſt pour ne les avoir pas connues.

L'éclatante réputation des Eaux minérales des Pyrénées, a fixé pendant long-temps l'attention des Citoyens, captivé l'eſprit des Savans, & borné l'eſſor de leur plume. Les deux puiſſans Royaumes que ces montagnes ſéparent, la France & l'Eſpagne, ont toujours reſté réunis par les avantages communs que les Peuples qui les habitent ont retiré de ces ſources ſalutaires ; il étoit juſte de les célébrer.

Pendant cette préoccupation générale, ſur les Eaux minérales des Pyrénées, une ſeule Province jouiſſoit de tous leurs avantages, aux ſources minérales de Verduſan, car elles ſeules contiennent tous les principes minéraux, qui établiſſent les vertus & les propriétés des autres. M. d'Etigny, Intendant de la Généralité d'Auch, étoit trop bon Citoyen, pour laiſſer plus long-temps dans l'obſcurité ces ſources précieuſes; il en fit bâtir une à grands frais, il en facilita le commerce par des routes publiques, plus ſuperbes que ne furent jamais celles des Romains, & rendit ces Eaux minérales de plus en plus utiles par la commodité d'en faire uſage.

M. le Marquis de Miran, toujours animé d'un zele généreux & patriotique, a rapproché des fontaines de Verduſan, toutes les commodités que ſauroient deſirer les malades de tous les états & de toutes les conditions.

Le Gouvernement inſtruit des avantages conſidérables que l'on peut retirer des fontaines de Verduſan, m'a chargé de les faire connoître ; c'eſt par ſes ordres que je publie cet Ouvrage.

Le terrein fertile, l'atmoſphere ſalubre, & le beau ciel du pays, où ſont placées ces fontaines, ſeront préférés aux longs & pénibles voyages des Pyrénées. Les Malades ſe garantiront des incommodités qui naiſſent à chaque pas, dans des lieux preſqu'inacceſſibles ou impraticables, qu'on ne peut habiter que pendant la plus belle ſaiſon de l'année (1).

Je donnerai dans cet Ouvrage

---

(1) Les habitans de Bareges ſont obligés de ſe retirer, pendant la fin de l'automne, pendant l'hiver & le commencement du printemps, dans les villages voiſins, parce que leurs maiſons ſont alors inhabitables.

une idée des lieux où ſont placées les Eaux minérales de Verduſan ; je ferai connoître les fontaines & les commodités que les Malades y trouvent. Je donnerai l'analyſe des Eaux ; j'en détaillerai les propriétés ; j'expoſerai les maladies auxquelles elles ſont propres, ce que je confirmerai par des obſervations.

CHAPITRE II.

Le Caſtera-Vivent & ſes environs.

LE Caſtera-Vivent eſt un petit village de Gaſcogne, dans la Généralité d'Auch, à trois lieues de cette Métropole, & à-peu-près à pareille diſtance de Condom ; il eſt ſitué ſur un côteau très-élevé, où naît une plaine aſſez étendue, & terminée par des vallons qui abouTiſſent, ſur-tout vers le levant, à une eſpece de chaîne d'autres côteaux. Les différentes couches de terrein qui élevent ces côteaux, ſont formées d'un aſſemblage confus de glaiſe, de pierre, de terre & de ſable : on remarque dans le terrein vers le ſommet de ces élévations, une couleur d'un *rouge foncé*.

Le vallon qui eſt dirigé du midi au nord, où s'écoulent les Eaux minérales, ſe perd dans une plaine riante & fertile ; elle eſt arroſée par une petite riviere, l'*Auloüe*, qui la parcourt dans toute ſa longueur. Les deux côtés de la riviere ſont ornés de belles prairies ; celles-ci aboutiſſent de tous côtés à des campagnes cultivées, très-fertiles & très-peuplées. Ces campagnes ſont entrecoupées de terres labourables, de vignes, de vergers, de prairies, de bois ou petites forêts, de maiſons, de Cultivateurs & de Bourgeois ; de quelque côté qu'on y porte la vue, on apperçoit partout la ſublime ſimplicité de la nature dans ſon abondance & la variété de ſes productions. Cette plaine eſt terminée du côté oppoſé au vallon que forme le côteau du Caſtera-Vivent, par de petits côteaux & des vallons charmans, dominés par le Château de Verduſan qui appartient à M. le Marquis de Miran, le Reſtaurateur des fontaines minérales, dont le Roi lui a accordé la propriété. Ces côteaux, ces vallons, la fertilité du terrein, les roſées abondantes du matin qui reſtaurent tous les jours les plantes & les arbres d'une ſeve nourriciere; la beauté du ciel qui les protége, contribuent à entretenir la ſalubrité de l'air propre à ce climat.

La grande route ferrée de Toulouſe à Auch, paſſe en droite ligne, pour aboutir à Condom, à Nerac & à Bordeaux, par le fond du vallon du Caſtera-Vivent qui eſt vers le midi ; elle coupe , vis-à-vis le village , la plaine & les prairies , par le moyen d'une belle chaussée & d'un pont de pierre à plusieurs arcades , dont les arches reçoivent les eaux de la riviere , des côteaux voisins & de la plaine. Cette route continue de suivre la plaine , elle est bordée d'arbres des deux côtés ; la vue se perd dans son étendue , c'est une des plus belles du Royaume & des mieux entretenues.

CHAPITRE III.

Fontaines minérales de Verdusan.

Les fontaines minérales de Verdusan sont situées à un quart de lieue du village du Castera-Vivent , dans la prairie , en face & à quelque pas du milieu du pont de pierre qui la traverse assez près de la riviere. Ces fontaines ne sont éloignées l'une de l'autre, que d'environ quinze toiſes ; l'une eſt bâtie en pierre de taille, ſa bâtiſſe eſt une tour ronde, voutée en cul de four. On appelle celle-ci la *grande fontaine*, ou la *fontaine ſulfureuſe*, & l'autre *la petite fontaine*, ou *la fontaine ferrugineuſe*. Ces dénominations ſont d'après nature, car l'eau de la grande fontaine rend une odeur ſulfureuſe, & l'odeur de celle de la petite, eſt ſenſiblement ferrugineuſe.

Les eaux de la grande fontaine coulent par deux tuyaux, dont le plus élevé eſt à la hauteur de cinq pieds trois pouces quelques lignes, ils ſe déchargent dans un grand baſſin de pierre. Celles de la petite fontaine, s'ourdent dans leur propre baſſin (1).

Ces deux ſources ſont très-abondantes ; elles le ſont à-peu-près au-

(1) Cette fontaine ſera bâtie inceſſamment.

tant l'une que l'autre : les tuyaux de la grande fontaine donnent dans tous les temps plus de quatre pouces cubes d'eau. Toutes ces eaux sont très-claires, limpides & transparentes ; leur gravité spécifique comparée à celle de l'eau distillée, est d'un dégré de moins, ou comme de douze à treize, l'aréometre s'y enfonce jusqu'au même dégré. Leur chaleur est aussi à-peu-près la même, elle éleve le mercure au thermometre de Reaumur jusqu'au vingt-troisieme dégré. On verra ces particularités en plus grand détail dans le chapitre où nous donnerons l'analyse des eaux de ces sources.

M. le Marquis de Miran a fait construire près des sources un grand bain public, & huit pour des Particuliers, qui ne communiquent pas les uns avec les autres. Chaque bain a son chaufoir & une chambre à coucher, proprement garnie & disposée de façon, qu'on en sort ſans repaſſer par celle du bain Le bain public & les bains particuliers ſont remplis de l'eau de la grande fontaine, par le moyen d'un tuyau qui la conduit dans deux grandes chaudieres ou réſervoirs, d'où on la diſtribue dans les bains par le moyen de différens robinets. Comme il eſt des cas qui pourroient exiger des bains plus chauds de quelques dégrés, les chaudieres ſont diſpoſées de façon, qu'on peut chauffer l'eau à volonté, ſans qu'elle perde rien de ſa qualité. On a pratiqué auprès des fontaines & des bains une grande ſalle, afin que les Malades puiſſent s'y repoſer & s'y mettre à l'abri du ſoleil & du mauvais temps.

Des filets d'eau, de la même qualité que celle des deux fontaines, s'ourdent à dix-huit toiſes des bains, & y ont formé des boues, qu'on a diviſées en deux loges ſéparées pour la commodité des deux Sexes.

CHAPITRE IV.

Commodités que les Malades trouvent près des fontaines minérales de Verdusan.

On a dû juger par la description des lieux où sont placées ces Eaux minérales, par la fertilité du terrein qui les environne & qui conserve la même qualité dans une grande étendue; par l'atmosphere salubre qui regne dans toute cette contrée, & par le beau ciel qui l'éclaire, combien ce climat doit être favorable aux Malades, combien il doit concourir à conserver la santé, à fortifier les tempéramens délicats & à préserver de maladies.

Une prairie immense dans la plaine, où sont les fontaines, parsemée de saules & de peupliers; la riviere qui l'arrose, l'édifice du pont de pierre qui l'orne ; la beauté de la grande route, l'allée que forment les arbres qui la bordent ; le concours continuel de voyageurs & de voitures de toutes les eſpeces qui fourniſſent au commerce brillant des Provinces méridionales & à celles de l'Amérique ; les boſquets, les petites forêts qui forment des promenades couvertes & à découvert, ſont autant d'objets variés que la nature ſemble avoir diſpoſés par ordre, pour la commodité des Malades & pour favoriſer les ſecours qu'ils trouvent dans les eaux minérales qu'elle leur prodigue.

A ces ſecours de la nature viennent ſe joindre ceux de l'art, & d'une ſage prévoyance. M. le Marquis de Miran a fait conſtruire, près de la chauſſée qui traverſe la prairie & à portée des fontaines minérales, de belles auberges, avec un grand nombre de chambres & de lits. Il y a auſſi fait bâtir pluſieurs maiſons ſéparées, propres à loger des familles & des perſonnes ſeules. Les maiſons & les auberges ſont meublées très-proprement, ornées de potagers & aſſorties de tout ce qui concerne les commodités du ménage.

On trouve d'ailleurs ſur les lieux des Traiteurs établis, pour fournir aux auberges & aux ménages particuliers ce que l'on peut deſirer de leur état; tout ce qui eſt néceſſaire pour la vie y eſt excellent, de la meilleure qualité & à un prix très-honnête.

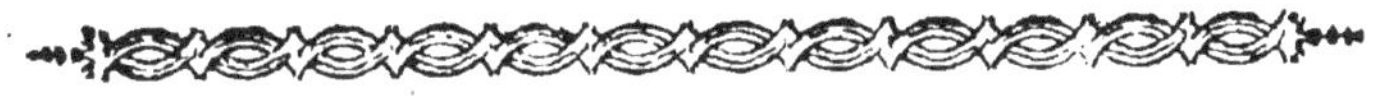

CHAPITRE V.

Analyſe des Eaux de Verduſan (1).

La fontaine ſulfureuſe dépoſe dans ſes canaux une terre calcaire en forme d'incruſtation. Cette terre eſt preſqu'inſipide au goût ; elle fait efferveſcence avec les acides, & verdit le ſyrop de violettes. Les tuyaux ſont auſſi enduits d'une

(1) Cette Analyſe des Eaux minérales de Verduſan, a été faite ſur les lieux, par M. Cortade fils, Médecin de la Faculté de Montpellier, & par M. Sentex, Apothicaire M. Coſtel, Maître Apothicaire, & moi, l'avons répétée à Paris.

Il y a déja quelques années que M. Cortade avoit été invité par M. de Senac, premier Médecin du Roi, à faire l'Analyſe des Eaux minérales de Verduſan & de celles de Barbotan. M. Cortade a répondu, avec diſtinction, en ce qui concerne les premieres, à la confiance que le premier Médecin lui avoit donnée ; cette confiance eſt pour lui un éloge flatteur qui annonce ſon mérite & ſes talens.

terre argileuſe, qui, étant maniée entre les doigts, y laiſſe une eſpece de poli ; elle fait ſur la langue une impreſſion douceâtre. Cette terre ne ſemble produire aucune effervescence avec les acides, ni avec les alkalis, & n'altére point la couleur naturelle du ſyrop de violettes. Si on la jette ſur des charbons ardens, ou ſur une péle rougie au feu, elle eſt inflammable, ce qui démontre qu'elle n'eſt pas pure & qu'elle contient du ſoufre.

La fontaine ferrugineuſe dépoſe ſur les parois de ſes canaux une terre de la couleur de la rouille de fer. C'eſt auſſi une terre ferrugineuſe, précipitée de l'eau qui abandonne une grande partie du fer, qu'elle tient en diſſolution, dès qu'elle eſt parvenue à la ſurface de la terre. La maniere dont ce fer eſt diſſout dans l'eau par lui-même, ſans intermede d'aucune ſubſtance ſaline, forme une combinaiſon très-peu conſtante ; les Auteurs de l'Analyſe des Eaux, faite à la ſource, prétendent que ce dépôt eſt indiſſoluble dans les acides, qu'il ne fait aucune efferveſcence avec les alkalis, & qu'il n'altére pas la couleur du ſyrop de violettes.

L'eau de la fontaine ſulfureuſe, qui a ſenſiblement le goût & l'odeur du ſoufre, étant expoſée à l'air libre, pendant quelques heures, perd en grande partie ce goût & cette odeur qui dépendent principalement d'un eſprit ſulfureux & très-volatil. Elle conſerve cependant d'une maniere très-ſenſible le caractere d'une eau ſulfureuſe, ce qui eſt démontré par l'expérience ſuivante faite à la ſource.

Nous avons ſoulé, diſent les Auteurs de cette Analyſe, demi gros de craie blanche avec la diſſolution d'argent de coupelle, par l'eſprit de nître ; après l'avoir étendue ſur une mouſſeline très-claire, nous l'avons exposée à quatre travers de doigt, au-dessus du grand tuyau ; la craie est devenue noire en moins de deux heures. Elle étoit recouverte dans plusieurs points, d'une pellicule très-brillante, qui imitoit la variété de la couleur de l'arc-en-ciel.

La même expérience répétée avec de l'eau qui avoit précédemment été exposée pendant un quart d'heure à l'air libre, n'a procuré aucun changement de couleur sur la craie.

Cette expérience démontre dans les eaux de la grande fontaine la présence d'un esprit sulfureux volatil. Les Auteurs de la premiere Analyse ajoutent, qu'ayant fait la plus grande partie de ces opérations, dans le réservoir de la fontaine, l'argent qu'ils avoient sur eux, boutons d'habit, boucles, argent monnoyé, tout avoit rougi & étoit devenu semblable à du cuivre.

Un écu de ſix livres jetté dans le baſſin de la fontaine, en a été retiré tout noirci au bout de deux heures.

Comme ces eaux conſervent l'odeur du ſoufre après avoir reſté expoſées pendant long-temps à l'air libre, nous avons cherché à démontrer qu'elles contiennent de ce minéral. A cet effet, nous avons pris un verre de cette eau, qui avoit été tenue deux heures hors de la ſource, & un autre verre de la même eau que l'on venoit de puiſer. Nous avons verſé dans l'un & dans l'autre quelques gouttes de diſſolution d'argent, faite par l'eſprit de nître; il s'eſt formé ſur-le-champ, dans tous les deux, un nuage très-foncé, qui a donné enſuite un précipité de même couleur.

Toutes ces expériences ayant été répétées avec la plus grande exactitude, ſur l'eau de la fontaine ferrugineuſe, n'ont point eu les mêmes effets, excepté la derniere, qui a produit un précipité violet, mais plus pâle. Ces précipités de la diſſolution d'argent, démontrent dans l'eau la préſence d'un acide marin.

Le fer eſt la premiere ſubſtance qui ſe préſente viſiblement à la ſimple inſpection de l'eau de cette fontaine par le dépôt de la terre ferrugineuſe; il eſt démontré qu'il y exiſte, par une teinture rouge que la noix de Galle pulvériſée donne à l'eau nouvellement puiſée; cette teinture ſe change inſenſiblement en un bleu très-foncé. La même expérience répétée ſur l'eau ſulfureuſe, n'y a produit aucun changement.

Quelques gouttes d'huile de vitriol verſées dans un verre d'eau de chacune des deux fontaines, ont excité dans l'un & dans l'autre, une légere efferveſcence, qui a été cauſée vraiſemblablement par la rapidité avec laquelle cette huile ſe ſaiſit du principe aqueux.

Quelques gouttes d'huile, ou deliquium de tartre, verſées dans deux autres verres des mêmes eaux, celles-ci ſont ſur-le-champ devenues laiteuſes dans l'un & l'autre verre, & y ont formé un précipité blanc.

La même expérience faite avec l'eſprit volatil de ſel Ammoniac, il a procuré de même un précipité blanc.

La couleur de ſyrop de violettes diſſout dans un verre de chacune des eaux de Verduſan, n'a pas d'abord parue altérée, ce n'a été que dans l'eſpace de demi-heure que ſa couleur bleue a commencé de paſſer au verd. On trouve dans l'Analyſe des Eaux de Pougues, des détails très-inſtructifs ſur la cauſe du changement gradué de la couleur bleue des végétaux qu'on obſerve dans cette expérience.

La diſſolution du mercure dans l'eſprit de nître, a été précipitée par l'eau des deux ſources, ſous la forme d'une poudre, d'un beau jaune orangé.

La diſſolution du ſublimé corroſif dans l'eau commune diſtillée, a été précipitée ſous la forme d'une poudre jaune, beaucoup plus pâle que la précédente. Ces deux précipités jaunes ſe font par la terre abſorbante pure de ces eaux, comme par la ſélénite.

Le vinaigre de Saturne a rendu l'eau laiteuſe, & il s'eſt fait un précipité blanc.

On a déja vu que la diſſolution d'argent par l'eſprit de nître avoit été précipitée par ces eaux en un dépôt violet.

Le lait mêlé à froid avec parties égales des mêmes eaux, & gardé l'eſpace de douze heures, dans un tems très-chaud, n'a point ſubi d'altération ſenſible.

Le

Le lait bouilli avec parties égales de ces mêmes eaux, & gardé de même pendant deux heures, n'a éprouvé aucun changement ſenſible.

Le ſavon ſe caillebotte dans ces eaux minérales, elles ne le diſſolvent point.

Ces différentes expériences par les réactifs, démontrent dans les Eaux minérales de Verduſan la préſence d'un eſprit ſulfureux volatil; celle d'un vrai ſoufre en ſubſtance dans l'eau de la grande fontaine; dans toutes les deux un ſel à baſe terreuſe & une terre abſorbante, précipitée par le deliquium de tartre & par l'alkali volatil. Ces deux derniers principes ſont démontrés, par l'altération en verd de la couleur bleue du ſyrop de violettes, & par les précipités mercuriels, en jaune pâle & orangé. Ce ſel à baſe terreuſe, eſt déterminé ſel marin, par la diſſolution d'argent, précipitée en lune cornée. Il en eſt de même par le vinaigre de Saturne, dont le précipité fait de même un plomb corné.

Le fer eſt ſenſiblement démontré dans la petite fontaine par la noix de Galle.

Les réſidus de l'évaporation de ces eaux, préſentent tous les principes ſalins, terreux & métalliques, qui les rendent minérales; c'eſt pour développer ces principes que nous avons fait les expériences ſuivantes.

Nous avons pris à la grande fontaine deux livres d'Eau minérale, que nous avons miſes dans une retorte de verre bien propre; après y avoir adapté un récipient de verre & l'avoir expoſée à un feu de ſable très-doux, nous avons ſoumis quatre onces de cette eau diſtillée aux expériences ſuivantes.

1°. Cette eau diſtillée a paru inſipide au goût.

2°. Mêlée avec le ſyrop de violettes, elle n'en a pas altéré la couleur.

3°. Elle n'a fait d'efferveſcence ni avec le deliquium de tartre, ni avec l'eſprit de vitriol.

La liqueur ayant été diſtillée juſqu'à ſiccité, le réſidu a peſé 27 grains.

Ce réſidu nous a paru ſalé & légérement amer, il a verdi une teinture de ſyrop de violettes.

Quelques gouttes d'huile de vitriol ayant été verſées ſur quelques grains de ce réſidu, il en eſt réſulté une vive efferveſcence avec chaleur, & il s'en eſt élevé en même tems une fumée blanche, que nous avons reconnue à l'odorat, pour des vapeurs d'acide marin. Nous avons verſé enſuite ſur une autre partie de ce réſidu de l'acide marin, qui a excité auſſi une efferveſcence bien ſenſible, ſans produire des vapeurs blanches.

Une troisieme partie de ce résidu étant jettée sur une pelle rougie au feu, s'y boursoufla & produisit ensuite sur la langue un goût d'amertume fort âcre.

L'eau de la fontaine ferrugineuse traitée de même par l'évaporation, donne le même résidu, & à-peu-près dans des proportions égales ; il ne différe de celui que l'on obtient de l'eau de la fontaine sulfureuse que par quelques grains de Mars très-divisés.

Cinquante livres d'eau de la grande fontaine, ayant été évaporées dans une grande cloche de verre au bain-marie jusqu'à la réduction de deux livres ; on a observé qu'à mesure que l'évaporation se faisoit, il se formoit à la surface de l'eau une pellicule cristalline ; cette pellicule étoit insipide au goût ; en se divisant d'elle-même, elle se précipitoit par portions au fond du vaisseau. Cette liqueur concentrée ayant été filtrée par le papier Joseph, il en a resté sur le filtre une terre absorbante & une terre séléniteuse qui s'étoit précipitée pêle-mêle.

La liqueur filtrée évaporée de nouveau, jusqu'à pellicule, & soumise ensuite à la cristallisation dans un vaisseau de fayance, fournit dans l'espace de douze heures un vrai sel de Glauber, bien cristallisé. Ce sel étoit dispersé çà & là, parmi une masse informe d'une autre espece de sel, extraordinairement amer, qui verdissoit le syrop de violettes, & faisoit effervescence avec les acides. On doit remarquer qu'avec l'acide vitriolique cette masse de sel laissoit échapper une fumée blanche qui paroissoit être de l'esprit de sel marin. La liqueur restante évaporée encore, jusqu'à pellicule, mise à cristalliser une seconde fois, fournit aussi quelques cristaux de sel de Glauber, & toujours le même ſel, qui vraiſemblablement étoit un ſel marin, à baſe terreuſe. L'eau mere reſtante n'a point donné des criſtaux ; elle avoit un goût amer, âcre & comme lixiviel ; étant évaporée juſqu'à ſiccité dans une petite capſule de verre, placée ſur un bain de ſable, elle s'y eſt deſſéchée : il en eſt réſulté un ſel qui a fait corps avec la capſule, & qui étant expoſé à l'air libre, eſt tombé en *deliquium*. Ce ſel étoit le même & de même nature que cette maſſe ſaline informe, qui étoit pêle-mêle avec le ſel de Glauber obtenu dans les deux premieres criſtalliſations : elle peſoit cinq gros, elle s'eſt diſſoute avec la plus grande facilité dans deux livres d'eau diſtillée. La liqueur filtrée & évaporée juſqu'à pellicule, a fourni deux petits criſtaux de ſel de Glauber ; le réſidu ſalin a toujours refuſé de prendre une forme réguliere de criſtaux. Ce réſidu ſe bourſoufloit ſur une pelle rougie au feu, ſans décrépiter; il formoit alors une ſubſtance ſpongieuſe, légere, blanche & très-âcre ſur la langue: cette ſubſtance dépourvue par l'action du feu, de toute ſon eau de criſtalliſation, tomboit très-rapidement en *deliquium*.

Le premier réſidu inſoluble qui étoit le précipité des cinquante livres d'eau minérale évaporée, faiſoit efferveſcence avec les acides; on doit conſidérer ce réſidu comme un mêlange de terre abſorbante, pure & de ſélénite. De ſix gros de ce mêlange bouilli dans deux livres d'eau diſtillée, il s'en eſt diſſout dix-neuf grains: la totalité du réſidu, après avoir été bien ſéchée, peſoit cinq gros & cinquante-trois grains. Cette diſſolution évaporée n'a point donné de criſtaux; la même diſſolution évaporée à ſiccité, a donné un ſel exactement ſemblable à celui de l'eau-mere, des deux premieres criſtalliſations, c'eſt-à-dire d'un ſel marin à baſe terreuſe ; il étoit très-amer, très-âcre & déliqueſcent.

D'après l'analyſe des eaux des deux fontaines minérales de Verduſan, faite aux ſources, & d'après celle qui en a été faite à Paris, il eſt conſtaté que ces Eaux minérales contiennent les ſubſtances ſuivantes.

1°. Les eaux de la fontaine ſulfureuſe, appellée communément la grande fontaine, contiennent un eſprit ſulfureux volatil, que l'on ne peut pas méconnoître en s'approchant de la ſource ; elles contiennent de plus, un vrai ſoufre, ſous forme ſolide & fixe, que l'on trouve mêlé avec la terre graſſe argileuſe, dont les canaux ſont enduits. Cette terre, qui eſt douce au toucher, & qui étant maniée avec les doigts, ſe pêtrit comme une pâte, brule ſur les charbons ardens, ou ſur une pelle rougie au feu : lorſqu'on la porte au nez, on diſtingue ſenſiblement l'odeur & la vapeur du ſoufre. Ces deux ſubſtances minérales établiſſent la différence de la fontaine ſulfureuſe avec la ferrugineuſe.

2°. Les eaux de la fontaine ferrugineuſe contiennent un mars ou fer très-diviſé, & tenu en diſſolution dans l'eau par lui-même & ſans intermede d'aucune matiere ſaline; c'eſt ce métal qui fait la différence de cette fontaine, d'avec la ſulfureuſe.

3°. Ces deux ſources contiennent enfin pluſieurs ſubſtances minérales qui leur ſont communes.

Un Sel de Glauber.
Un Sel marin à baſe terreuſe.
Un Sel ſéléniteux.
Une Terre abſorbante pure.

CHAPITRE VI.

Eaux thermales de Verduſan, comparées avec celles des Pyrénées.

LES Eaux minérales de Verduſan contiennent les mêmes principes minéraux que celles de Bareges ; elles ſont encore imbues de pluſieurs autres que celles de Bareges ne contiennent point. Toutes les Eaux chaudes des environs des Pyrénées, ſont ſemblables à celles de Bareges : M. Campmartin Apothicaire, qui en a fait une analyſe comparée avec toute l'exactitude poſſible, a jugé d'après ſes expériences que toutes ces eaux ne différent les unes des autres que du plus ou moins de ſoufre qu'elles contiennent.

L'eau de la ſource de la Vallée ſoumiſe aux mêmes expériences que celles de Bareges, a produit ſelon ce Chymiſte, les mêmes phénomenes; elle contient les mêmes principes minéraux & en égale quantité. Il a reconnu par une ſuite d'obſervations, que les eaux de Cauterets en ſont plus chargées que celles de Luchon; celles-ci plus que celles de Bareges, & ces dernieres plus que celles de Saint Sauveur, & celles de St. Sauveur plus que celles de Bonn. Ce n'eſt donc que par la différente quantité de leur principe ſulfureux que ces eaux différent entr'elles, puiſqu'elles n'en contiennent point d'autre qu'on ait pu démontrer; c'eſt par les différentes proportions de ces principes qu'elles s'accordent avec les différens tempéramens dans les maladies auxquelles elles ſont propres.

Extrait de l'Analyſe des Eaux de Bareges, faite à Paris ſous mes yeux, par M. Coſtel, excellent Apoticaire & très-bon Chymiſte.

On diſtingue par le goût & l'odorat que les Eaux de Bareges contiennent du ſoufre; d'ailleurs le bouchon des bouteilles en eſt toujours noirci; elles noirciſſent auſſi l'argent.

Le précipité de la diſſolution d'argent dans l'eſprit de nître, opéré par les eaux de Bareges, eſt très-chargé en couleur violette: c'eſt une nouvelle preuve pour conſtater leur principe ſulfureux.

Les Eaux de Bareges ne contiennent par chaque pinte, ou deux livres, que trois grains de réſidu ſec, de couleur gris de cendre, qui eſt un foye de ſoufre terreux, formé de la combinaiſon du ſoufre avec une terre abſorbante.

Ces eaux ne contiennent aucune matiere saline, du moins en suffisante quantité pour mériter d'être remarquée; cependant une petite partie de leur résidu, portée sur la langue, semble y imprimer un goût salé, propre au sel marin; on pourroit estimer que cette petite partie de résidu seroit à peine demi-grain par pinte.

Extrait de l'analyse des Eaux de Baréges, faite par M. le Monier.

M. le Monier a observé d'après les expériences qu'il a faites sur les Eaux de Bareges, qu'outre le foie de soufre que tous les Chymistes y reconnoissent, elles contiennent par livre un grain & deux tiers de grain de matiere fixe, dissoluble dans l'acide vitriolique; il a cru que cette matiere étoit la base du sel marin.

Extraït de l'analyse des Eaux de Bareges, faite par M. Campmartin.

Ce Chymifte a reconnu dans les Eaux de Bareges, du foufre, dans l'état d'*hepar fulphuris*. Il a inféré de la limpidité de ces Eaux, & de ce qu'elles ont verdi après y avoir jetté des pétales de *pinguicula*, qu'elles contiennent auffi une fubftance alkaline.

On peut d'après ces réfultats d'expériences analytiques fur les Eaux minérales de Bareges, comparer leurs principes minéraux, avec ceux de la fontaine fulphureufe de Verdufan. On a déjà vu qu'outre le foufre qui exifte fenfiblement dans celles-ci; elles contiennent de plus, un fel de Glauber, un fel marin à bafe terreufe, un fel féléniteux & une terre abforbante pure.

Seroit-il raifonnable que l'on pût comparer à ces principes des Eaux

Minérales de Verdufan, celui qui, dans les Eaux de Bareges produit le goût de fel marin, que M. Coftel & moi y avons cru diftinguer, que M. le Monier a penfé être la bafe de ce fel, & que M. Campmartin a imaginé être une fubftance alkaline. On doit obferver que ces principes n'ont été que fuppofés & qu'ils n'ont pas pu être foumis à la démonftration.

Comparaifon des Eaux Thermales de Bagneres, de Bigorre, avec celles de Verdufan.

On compte à Bagneres trente fources principales qui contiennent toutes à peu-près des fubftances minérales de la même qualité; il fuffit de rappeller les principes minéraux de quelques-unes de ces fources, pour avoir une connoiffance fuffifante des principes des autres.

Extraits d'expériences chymiques sur les Eaux de Bagneres.

M. de Salaignac a cru devoir inférer d'après des expériences chymiques sur les Eaux de Salut, qu'elles contiennent des principes éthérés & des matieres salines absorbantes qui semblent être dans cette Eau, indépendantes les unes des autres.

M. d'Orbessan conclut d'après ses expériences sur les mêmes Eaux qu'elles pourroient contenir un sel marin & une matiere talqueuse.

M. Campmartin a trouvé dans ces Eaux par le moyen de l'analyse, un sel neutre à base terreuse. La substance saline selon ce Chymiste, est dans les Eaux de Salut, en petite quantité.

Le même Chymiste s'est convaincu par ses expériences, que la source du Grand-Pré, celle de Lanes & celle de l'Asserre, contiennent un ſel neutre à baſe terreuſe, & qu'il n'y a dans ces Eaux, ni fer, ni ſoufre.

Si l'on compare, ſans partialité, les ſubſtances minérales des principales ſources des Pyrénées & de Bagneres, avec celles que contiennent les Eaux de Verduſan on avouera que ces dernieres abondent bien plus qu'elles, en principes minéraux & que par conſéquent leur vertu dans les maladies doit être plus générale & plus efficace que celle des Eaux de Bareges, de Cauterets, de Bagneres, &c. malgré l'éclat d'une ancienne réputation des mieux méritées.

L'Eau Minérale de la fontaine ferrugineuſe de Verduſan équivaut en vertus, à preſque toutes les Eaux ſalines médicinales & ferrugineuſes des Pyrénées & de tout le Royaume; on doit en être perſuadé d'après la connoiſſance des principes qu'elle contient & on le ſera ſans équivoque, ſi l'on compare ces principes avec ceux des autres fontaines alkalines & ferrugineuſes. Je n'en rapporterai qu'un ſeul exemple que je prendrai auſſi aux Pyrénées. L'Eau Minérale de Caver contient par pinte, environ vingt-quatre grains de terre abſorbante & ſix grains de terre ſéléniteuſe ; dix à douze grains tant de ſel marin des cuiſines, que de ſel marin à baſe terreuſe. Quand bien même l'Eau de la petite fontaine de Verduſan ne contiendroit pas de fer, il lui reſteroit plus de vertus médicinales que n'en a l'Eau de Caver ; mais comme elle eſt imbue d'un principe ferrugineux, elle mérite la préférence à tous égards.

Les Eaux Minérales des Pyrénées & de Bagneres different entre elles, par différens degrés de chaleur; elles font monter l'eſprit-de-vin au thermometre de Reaumur, depuis le dix-ſeptieme degré & demi, juſqu'au quarante-cinquieme ; c'eſt un excès de chaleur inſupportable & pernicieux à ces derniers degrés, & nuiſible à la plupart des autres (1).

Le degré de chaleur des Eaux Minérales de Verduſan, eſt plus généralement propre que ne le ſont les précédents, aux différens tempéramens & au plus grand nombre de maladies ; d'ailleurs on peut donner aux Eaux de Verduſan le degré de chaleur que l'on veut, ſans qu'elles perdent rien de leurs qualités intrinſeques. Je l'ai déja obſervé.

(1) Voyez le Traité Analytique des Eaux Minérales en général.

CHAPITRE VII.

Propriétés des Eaux Minérales de Verdusan, considérées en général.

Fontaine sulfureuse.

L'EAU de la Fontaine sulfureuse de Verdusan, est diurétique, diaphorétique & légerement purgative. Elle est principalement diurétique ou diaphorétique chez les températmens sanguins & les mélancoliques ; elle purge les bilieux & les pituiteux. Lorsque la nature favorise ou décide quelqu'évacuation salutaire, l'effet des Eaux de Verdusan est dirigé vers cette pente, & souvent dans de telles circonstances elle devient en même-tems, diurétique & purgative.

L'eau sulfureuse divise l'humeur bronchiale trop dense, la sinovie trop gluante ; adoucit la ſérosité trop âcre de la partie blanche du ſang & l'évacue lorſqu'elle eſt ſuperflue. L'Eau ſulfureuſe eſt anti-ſpaſmodique, ſtomachique, anti-néphrétique, fébrifuge, déterſive, vulnéraire, tonique, emménagogue, pſorique, cephalique. Elle modere l'âcreté des humeurs rhumatiſmales, dartreuſes, éréſypellateuſes ; diviſe l'humeur goutteuſe, & lui fait reprendre les voyes de la circulation générale de la maſſe des liquides. Cette Eau jouit d'ailleurs de toutes les propriétés des Eaux Minérales modérément ſalées, ſans avoir les inconvéniens de celles qui ſont exceſſivement cathartiques.

Fontaine Ferrugineuſe.

L'eau de cette fontaine eſt en même tems ſalée & ferrugineuſe ; les principes qu'elle contient, la rendent diſſolvante, cathartique, apéritive, diurétique, diaphorétique, ſtomachique, fébrifuge, emménagogue. Elle diſſipe les aigres des premieres voies, elle a principalement une vertu tonique, & par conſéquent elle eſt propre dans tous les cas où la fibre eſt relâchée. Elle eſt efficace pour déſobſtruer les viſceres, pour rétablir l'ordre des ſécrétions, pour les exciter lorſqu'elles ſont trop lentes, & pour modérer les excrétions, lorſqu'elles ſont trop abondantes ou exceſſives. Elle rétablit la denſité de la maſſe du ſang & prévient la diſſolution de ce liquide, dans tous les cas où elle peut avoir lieu, elle diſſipe la ſéroſité ſuperflue de la maſſe des liquides. Elle remédie par des diverſions douces & modérées, en déſobſtruant les vaiſſeaux, ou bien en rétabliſſant leur ton lorſqu'il eſt relâché, aux maladies de la matrice, principalement aux écoulemens qui ſe font par ce viſcère lorſqu'ils ne ſont pas dans l'ordre de la nature.

CHAPITRE VIII.

Uſage en général des Eaux Thermales de Verduſan.

ON fait uſage des Eaux Minérales de Verduſan, en boiſſon, en bains, en douches, & en boues.

On boit de l'eau des deux ſources ; on ne ſe ſert que de la ſulphureuſe, pour les bains & pour les douches. Il eſt vraiſemblable, je l'ai déja obſervé, que les boues ſont formées & tenues en diſſolution, par des filets d'eau qui proviennent des ſources des deux fontaines, car elles tiennent de la nature de l'une & de l'autre.

CHAPITRE IX.

Usage intérieur des deux fontaines de Verdusan.

LE tems le plus propre pour l'usage intérieur, ou la boisson des Eaux Minérales de Verdusan, est, dans le printems, le mois d'Avril & celui de Mai; dans l'automne, les mois de Septembre & d'Octobre. Les heures du jour qui conviennent le mieux pour cette boisson, sont celles du matin, vers le lever du soleil, ou peu de tems après. Il est essentiel de se rendre à la fontaine, & de puiser chaque verre d'eau à la source; sans cette précaution, on perdroit une partie de l'esprit éthéré volatil minéral des eaux qui rend leur effet plus prompt & plus efficace. Cet esprit qui, dans plusieurs fontaines minérales, est l'ame des eaux, s'exhale & se dissipe lorsqu'il lorſqu'il eſt expoſé trop long-tems à un air libre.

Il n'y a que l'eſprit volatil ſulfureux des Eaux de la grande fontaine, qui ſoit ſujet à une grande évaporation ; les autres principes de cette ſource, ſont fixes, ils ne s'évaporent point.

La fontaine ferrugineuſe n'eſt pas expoſée à cet inconvénient; ſes eaux contiennent tous les principes fixes de la grande fontaine ; elles tiennent de plus, du fer en diſſolution, comme on l'a vu dans leur analyſe ; cette ſubſtance n'eſt point de nature à s'évaporer.

Il eſt généralement avoué, d'après des obſervations multipliées, que les eaux de la grande fontaine, produiſent étant tranſportées au loin, à peu près les mêmes effets, qu'on en obtient à la ſource. Ces obſervations confirment que le prinpe ſulfureux de ces eaux, ne s'évapore qu'en partie, ou ne s'évapore point, si l'on prend, en les puisant, les précautions convenables, pour prévenir son évaporation.

Le premier jour de l'usage des Eaux, on n'en prend que trois ou quatre verres de six à sept onces chacun; on doit observer un quart d'heure de distance, d'un verre à l'autre & se promener modérément, pendant ces intervalles, pour favoriser la digestion des Eaux & afin que l'estomac ne soit pas surchargé d'une trop grande quantité de liquide. Le second jour & les suivans, on augmente chaque matin, d'un verre, la dose des Eaux, jusqu'à ce que l'on soit parvenu au nombre de sept à huit, plus ou moins, selon la différence des tempéramens des malades. Si cette quantité d'eau prise tous les quarts d'heure, fatiguoit l'estomac, on mettroit un plus long intervalle d'un verre à l'autre. Il convient après le troisieme ou le quatrieme verre, de suspendre la boiſſon des ſuivans pendant trois quarts-d'heure ou une heure.

Lorſqu'on en eſt venu, en obſervant cette gradation, à la doſe des eaux preſcrite par le Médecin qui prend ſoin du malade, on continue de les boire à la même quantité, ou au même nombre de verres, pendant dix ou douze jours; on diminue enſuite chaque jour d'un verre, juſqu'à ce qu'on en ſoit revenu au nombre de trois ou quatre qui faiſoient toute la doſe du premier jour. Alors on ſuſpend ou l'on ceſſe l'uſage des Eaux, en obſervant les précautions que nous indiquerons dans un chapitre particulier.

On doit obſerver la même méthode en prenant les Eaux tranſportées, avec la ſeule différence qu'il faut les faire chauffer au bain-marie. Il ſuffit qu'elles ſoient aſſez chaudes, pour les prendre ſans dégoût; ſi elles l'étoient davantage, il ſe diſſiperoit une plus grande quantité de leur esprit volatil, qu'il est nécessaire de conserver, pour ne perdre de leurs vertus que le moins possible. On a déja vu que l'eau de la fontaine sulfureuse est plus sujette à cet inconvénient, que celle de la ferrugineuse.

Si l'on n'est point guéri par l'usage des Eaux dans la premiere saison, on peut & l'on doit même les reprendre dans la saison suivante, pourvu que l'on observe au moins une vingtaine ou trentaine de jours d'intervalle, d'une saison à l'autre.

J'ai observé que le printems & l'automne sont les deux saisons les plus favorables pour faire usage des Eaux Minérales de Verdusan; cependant on peut se donner ce secours dans tout le tems de l'année, si l'on est affligé de quelque maladie qui l'exige.

Ces Eaux ont l'heureuse propriété de conserver leur abondance, leur limpidité, leur chaleur & leurs vertus, dans toutes les ſaiſons, même dans le plus mauvais tems. Elles ſont par la profondeur de leurs ſources, qui paſſent ſous le lit de la riviere, à l'abri du mêlange, des eaux de neige, de pluie & de celles qui pourroient croupir à la ſurface du terrein qu'elles parcourent : il n'eſt rien qui puiſſe mettre obſtacle à ce qu'on en faſſe uſage, dans tous les tems, dans toutes les circonſtances, pour la guériſon des maladies auxquelles elles ſont propres.

Il eſt bon d'obſerver que l'on obtient de bons effets des Eaux Minérales de Verduſan, ſi, dans les maladies chroniques & rebelles aux ſecours de l'art, on en boit deux ou trois verres tous les matins, priſes à la ſource, ou tranſportées au loin. On peut continuer cet uſage, pendant pluſieurs mois ſans interruption, pourvu qu'on obſerve exactement, le régime de vie, qu'exigent le tempérament des malades, & la nature de la maladie.

CHAPITRE X.

Usage extérieur des Eaux Minérales de Verdusan.

Bains.

LA saison la plus propre pour la boisson des Eaux Minérales de Verdusan, est aussi la plus convenable, pour l'usage des bains. On prend les bains à jeun, on reste dans l'eau au moins pendant une heure, si les forces des malades le permettent. Il n'est pas prudent de boire les Eaux pendant qu'on est dans le bain ; le poids de l'eau sur la superficie du corps, ne peut que faire obstacle, à la régularité de la distribution de ce liquide. D'ailleurs l'eau que l'on boit pendant qu'on est submergé dans le bain, tend à exciter la transpiration du centre à la circonférence, au lieu que le poids de l'eau à la ſuperficie du corps, reſſerre les pores de la peau & retient la matiere de cette évacuation. La tranſpiration ainſi retenue, devient étrangere à la maſſe des liquides, paſſe dans le ſang, s'y confond ſans s'y aſſimiler & devient nuiſible.

Si l'on veut prendre les Eaux & les bains, le même jour, il eſt dans l'ordre médicinal & dans l'ordre raiſonnable, de commencer par les bains, de les prendre grand matin, & de boire les Eaux une heure après s'être baigné, ou bien de boire les Eaux le matin, & de prendre les bains, l'après midi, lorſqu'on a fait parfaitement la digeſtion d'un dîner très-leger.

En ſortant du bain, on ſe met pendant une heure, dans un lit modérément chaud; on y tranſpire ou l'on y ſue ſelon la diſpoſition où l'on eſt. Si la tranſpiration ne ſe déclare pas d'une maniere ſenſible, il eſt très-à-propos de prendre quelque taſſe d'infuſion chaude, de plantes diaphorétiques, telles que la véronique mâle, la méliſſe, le thé, les fleurs de ſureau, &c.

La chaleur naturelle de l'eau des bains de Verduſan, eſt celle qui convient le mieux, dans les éruptions dartreuſes, les pſoriques, les éréſypellateuſes ; dans les engorgemens & les obſtructions des viſcères du bas-ventre, dans l'érétiſme de l'abdomen ; dans les affections nerveuſes & les hipocondriaques, dans les diſpoſitions phlogiſtiques, dans la roideur & la tenſion des fibres organiques. Cependant s'il étoit des malades dont la fibre fut ſi délicate & ſi irritable, que la température de l'eau au vingt-troiſieme degré leur causât des irritations ou des friſſonnemens inſupportables, on en augmenteroit le degré de chaleur, juſqu'au vingt-ſixieme, au vingt-huitieme, ou tout au plus au trentieme degré du thermometre de Reaumur.

On ne peut pas avec prudence porter la chaleur des bains, à des degrés plus hauts que celle du ſang qui eſt ordinairement au trente-deuxieme degré du thermometre de Reaumur ; on troubleroit les fonctions vitales, par cet excès de chaleur, & on cauſeroit dans les animales un dangereux déſordre. D'ailleurs une telle pratique ne ſauroit s'accorder avec les loix ordinaires de la Médecine ; ſi cependant il étoit des cas rares qui exigeaſſent une exception à cette régle générale, & dans leſquels des bains plus chauds deviendroient néceſſaires, il y auroit de la témérité, de ſe les permettre, ſans les faire diriger par des maîtres de l'art.

Il eſt des Eaux thermales, où l'on eſt dans l'uſage de prendre des bains à un degré de chaleur exceſſif (1) ; de tels abus ne devroient

(1) Voy. le Traité Analytique des Eaux Minérales en général, &c.

point être tolérés par des Médecins; plus les abus ſont généraux & multipliés, plus on doit être attentif à les réformer.

Douche.

On prend la douche des Eaux Minérales de Verduſan, dans les trois belles ſaiſons de l'année, le printems, l'été & l'automne. On choiſit ordinairement les heures les plus commodes de la matinée. Dans des cas preſſants & lorſqu'on veut obtenir de prompts effets des douches multipliées, on peut les prendre deux fois par jour, le matin à jeun & l'après midi, après la digeſtion du dîner. La boiſſon des Eaux Minérales doit toujours précéder de quelques jours, l'uſage de la douche; il eſt même d'une ſaine pratique de prendre la douche en ſortant du bain, même lorſqu'on la prend deux fois par jour, ſi les forces des malades le permettent.

Il eſt d'uſage de donner la douche ſur toutes les parties du corps, mais on la ménage ſelon la délicateſſe de ces parties. Elle doit être moins forte à l'abdomen qu'aux extrémités & au dos ; on la ménage plus à la poitrine qu'à l'abdomen, & il faut prendre de ſages précautions, quand on l'applique ſur la tête.

La durée de la douche des Eaux de Verduſan, ne peut être déterminée que par le tempérament, la force ou la foibleſſe des malades ; cependant dans les cas ordinaires on peut la continuer depuis quinze, juſqu'à vingt & vingt-cinq minutes. Il eſt ſouvent néceſſaire de faire uſage de la douche pendant pluſieurs jours de ſuite, ſur-tout quand on l'emploie dans la vue de renouveller par ſes effets, d'anciennes plaies mal cicatriſées ou douloureuſes, d'extraire des corps étrangers, comme des balles, du drap, &c. qui ont resté dans les chairs après des coups de feu; de dissiper totalement des douleurs rhumatismales invétérées, de résoudre des tumeurs limphatiques, des graisseuses, des exostoses, &c.

Boues.

On plonge tout le corps, à l'exception de la tête, dans les boues minérales, lorsque les incommodités des malades présentent des indications qui l'exigent. S'il n'est que quelque partie ou quelque extrémité qui soit affectée, on y plonge seulement cette partie ou cette extrémité. Les boues de Verdusan sont ménagées de façon qu'on peut les employer en général, pour tout le corps, & en particulier pour chaque partie. On ne risque rien en les prenant sur les lieux, dans le tems même le plus chaud; on les a si bien disposées, que les malades y sont à l'abri des rayons du ſoleil, pendant que leurs corps ou leurs membres ſont dans le bourbier.

Lorſque le corps eſt dans le bourbier, on conſulte les forces des malades pour ſavoir le temps qu'ils peuvent y reſter ; elles ſeules doivent en décider la durée. S'il n'y a qu'un membre ou deux de plongés, on ſupporte les boues, une, deux, & même juſqu'à trois heures de ſuite, pourvu que la ſituation dans laquelle les malades ſont obligés de ſe tenir, puiſſe le permettre.

Il y a une autre façon de faire uſage des boues, hors des bourbiers qu'elles forment : on en couvre d'une couche épaiſſe les membres affectés ; on laiſſe ſécher la boue ; on l'ôte enſuite avec d'autant plus de facilité, qu'elle ſe ſépare en forme d'écailles. On lave les parties qui en étoient couvertes avec de l'eau minérale ; ſi l'on en manque, il convient de ſe ſervir à ſa place, d'une infuſion chaude de plantes aromatiques, faite dans l'eau commune, dans laquelle on fait fondre par livre un gros de ſel de cuiſine.

Si l'on tranſporte les boues au loin, il eſt eſſentiel de ſe munir en même temps de quelques bouteilles d'eaux minérales des mêmes ſources pour les ramollir, lorſqu'elles ſe ſont deſſéchées. On chauffe l'eau dont on ſe ſert à cet effet, juſqu'à ce qu'elle ait un degré de chaleur approchant de celui de la chaleur du bourbier dans lequel on les a priſes. Si l'on manque d'eau minérale pour ramollir les boues, on ſe ſert de l'infuſion des plantes aromatiques que je viens d'indiquer.

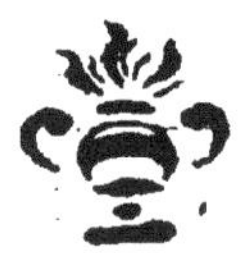

CHAPITRE XI.

Précautions néceſſaires avant, pendant & après l'uſage intérieur des Eaux minérales de Verduſan.

PLus un remede eſt efficace, plus on doit prendre des précautions pour en retirer les avantages qu'on peut en eſpérer. Les eaux thermales de Verduſan doivent être placées dans la claſſe des eaux minérales, le plus généralement propres aux maladies chroniques, qui, ſouvent, ont réſiſté aux ſecours de l'art. Il eſt donc d'une ſage prévoyance de préparer les malades à leur uſage, afin qu'elles puiſſent agir avec toutes leurs vertus, ſur les cauſes des maladies dont ils recherchent la guériſon.

Il eſt également prudent de ſeconder l'action des eaux pendant qu'on en fait usage, par un régime de vie convenable, & par des secours propres à favoriser leur action dans les organes, dans les viscères, dans la masse des liquides, & de faciliter les voies propres aux sécrétions dont elles rétablissent l'ordre & les proportions, & aux excrétions qui doivent en être les suites nécessaires.

Comme les principes constituans des eaux minérales operent principalement dans les maladies, en pénétrant dans le systême des vaisseaux, ils s'assimilent pour ainsi dire avec les principes de la masse des liquides. C'est par cette heureuse combinaison, que les principes des eaux minérales font encore des effets sensibles, pendant des mois entiers après qu'on en a fait usage. Cette vérité démontrée par l'effet même des eaux pendant quelque-tems après qu'on en a cessé la boiſſon, ne préſente-t-elle pas ſenſiblement la néceſſité de prendre de juſtes précautions à la ſuite de leur uſage ? Il eſt convenable de ne pas négliger les moyens propres à ſe les rendre utiles, & à ne rien perdre de ce que l'on peut attendre de leurs vertus.

Préparation à l'uſage des Eaux minérales de Verduſan.

Les différentes maladies & les différens tempéramens, exigent chacun, avant l'uſage des eaux minérales, des préparations particulieres, ſelon le caractere qui leur eſt propre. (1) Il en eſt de même des qualités des eaux minérales; elles exigent qu'on prépare les malades à leur uſage, ſelon leur eſpece & leurs propriétés, afin qu'elles ne faſſent pas des ef-

(1) Voyez le Traité analytique des Eaux Minérales en général.

fets différens de ceux qu'on se propose d'en obtenir.

Ce n'est que par la connoissance particuliere des maladies, pour lesquelles on prescrit les eaux minérales, que l'on peut juger de la préparation nécessaire, pour disposer les malades à leur usage; ils doivent s'en rapporter, en cela, aux Maîtres de l'Art, qui connoissent leurs maladies & leurs tempéramens.

Quand on a un tempérament sanguin, bilieux, la fibre roide & trop susceptible d'irritabilité, on doit se préparer à l'usage des eaux minérales, par un régime de vie doux, humectant, aqueux, & par une grande sobriété en ce qui concerne la quantité des alimens. L'usage du petit-lait, dans la matinée; celui des tisanes délayantes & tempérantes, dans la journée, telles que des infusions de laitue, de poirée, de chicorée ſauvage, d'endive, des décoctions d'avoine, de gruau, de ris, les bains domeſtiques tiedes, ſont autant de ſecours propres à ſeconder la nature & à obtenir les effets qu'on a lieu d'attendre de la boiſſon des eaux minérales.

Ces ſecours ſont propres à rapprocher des vues de la nature, la ſoupleſſe des fibres organiques, à modérer l'âcreté de la bile, à la rendre plus coulante & plus propre à favoriſer, en général, les fonctions du canal inteſtinal, à rectifier la circulation des liquides, & l'ordre des ſécrétions. Si, pendant ces uſages, le ventre n'eſt pas conſtamment libre, on doit s'en procurer la liberté, par le moyen de lavemens, d'une décoction de plantes émollientes.

Après avoir obſervé ce régime de vie & ces uſages, pendant quinze jours, ou plus long-tems, les malades d'un tempérament ſanguin, & ceux dont la fibre eſt roide & le ſang denſe, ſe feront faire une ou deux ſaignées, ſelon l'état de pléthore où ils ſe trouveront alors. Ils continueront leurs uſages ordinaires; & deux ou trois jours après les ſaignées, ils ſe purgeront avec des purgatifs doux, propres à leurs tempéramens : ils réitéreront le même purgatif deux jours avant de prendre les eaux.

Les perſonnes d'un tempérament bilieux, dont la fibre eſt irritable, ſans être trop roide; & qui d'ailleurs ſont délicates, prendront moins de bains & de boiſſon délayante, que les pléthoriques, & celles dont la fibre eſt trop roide. Ces malades ne ſe feront pas ſaigner, à moins que des indications particulieres n'exigent ce ſecours; ils tiendront le ventre plus conſtamment libre, par le moyen de lavemens émollients. Ils prendront tous les ſix jours dans le premier erre de la tiſane ordinaire , deux nces & demie de manne, ou une areille doſe de ſyrop de chicorée ompoſé : ils ſe purgeront plus efficacement deux jours avant de commencer l'uſage des eaux.

Lorſque le tempérament des malades eſt pituiteux, les globules du ſang ſont moins denſes qu'ils ne devroient l'être, la ſéroſité de la maſſe des liquides eſt trop abondante, les fibres organiques ſont lâches, le concours entre les liquides & le ſyſtême des ſolides, décline d'une activité néceſſaire à la régularité de l'ordre des fonctions.

Le régime de vie doit être plutôt ſec qu'humectant ; les ſaignées, les bains, les boiſſons délayantes ſeroient nuiſibles à de tels tempéramens; on ne peut leur preſcrire pour boiſſon que des infuſions de chicorée ſauvage, de germendrée, de centaurée, de camomille, de creſſon de fontaine, de cerfeuil, &c. Pour ce qui eſt des purgatifs, on doit les choiſir dans la claſſe des toniques; ce ſont la rhubarbe, les mirobolans, l'agaric, le catholicum, les ſels neutres, &c. On doit tenir le ventre libre en ajoutant aux infuſions ameres quelqu'un de ces purgatifs, & purger tous les ſix jours, principalement avant de commencer l'uſage des eaux minérales.

Comme les principes minéraux des deux fontaines de Verduſan ſont exactement les mêmes, ſi l'on en excepte le ſoufre & le fer qui diſtinguent eſſentiellement l'une de l'autre; la même préparation peut ſuffire à l'uſage de toutes les deux.

CHAPITRE XI.

Précautions néceſſaires pendant l'uſage intérieur des Eaux Thermales de Verduſan.

LA quantité d'eau que l'on boit tous les matins, ne doit jamais excéder la portée de l'eſtomac ; ſi l'on commet cet abus, on ne la digere point. Dans ce cas, l'eau s'infiltre & coule par les pores des entrailles, & par ceux des membranes des viſceres du bas-ventre, vers les reins & la veſſie ; il n'en paſſe que peu dans les vaiſſeaux du ſang, elle ne peut pas remédier à ſes vices.

Environ une demi-heure après que l'on a pris les premiers verres d'eau, on reſſent dans toute l'habitude du corps, une douce chaleur, le pouls ſe dilate, la peau ſe couvre d'une légere moiteur ; & enfin, tout porte ordinairement vers les voies des urines ; cette évacua[illegible] devient fréquente, abondante, & toujours salutaire, lorsque l'on fait usage des eaux minérales, d'après de justes indications.

Ce simple exposé démontre sensiblement combien il est essentiel de ne pas faire d'imprudence qui puisse troubler cet ordre méchanique, pendant l'effet des eaux. Il en arriveroit des accidens dangereux, & l'on seroit obligé d'abandonner des secours nécessaires pour chercher les moyens d'y remédier.

Il convient, pour éviter ces inconvéniens, de se promener avec modération, sous un ciel pur, & dans un air libre. On doit sur-tout éviter les impressions d'une athmosphere froide ; la transpiration insensible en seroit diminuée ou supprimée ; la moiteur à la peau, n'auroit

roit point lieu ; la matiere de l'une & de l'autre en feroit interceptée. Ces matieres de la tranfpiration & de la fueur, étant déja féparées du concours général des liquides, refteroient dans les vaiffeaux du fang & de la lymphe, dans l'état d'un corps étranger, toujours prêt à nuire, à troubler l'ordre des fonctions, & à caufer des maladies.

Les perfonnes délicates font fouvent purgées par la boiffon des eaux de la grande fource ; il en eft de même de celles qui font affoiblies par quelqu'évacuation extraordinaire ; telles que des pertes de fang, des dyffenteries, des flux hépatiques, lienteriques, des fleurs blanches, &c. Dans quel cas que ce foit, où les urines ne paffent pas comme on le defire, on peut faire prendre trois ou quatre verres de la fontaine ferrugineufe, elle décide les évacuations. Les eaux de cette fource font d'ailleurs plus apéritives & plus purgatives, que celles de l'autre.

Lorsqu'après une préparation convenable, avant l'usage des eaux minérales, la nature les détermine vers la voie des urines, il n'est pas nécessaire de donner des purgatifs : il l'est encore moins de se servir de sels neutres ; ces prétendus secours pouroient troubler un ordre nécessaire déja établi. Il suffit de purger lorsque les eaux ne passent pas par les urines ; que l'estomac en est gonflé ; que l'on ressent des lourdeurs & des pesanteurs dans le corps, ou quelqu'autre dérangement qui exige la nécessité de la purgation. Alors je préfere trois onces de manne aux sels neutres ; cependant, on peut se servir de ces derniers pour des malades dont la fibre est lâche, pourvu qu'ils ne soient pas susceptibles de mouvemens spasmodiques ou convulsifs.

Il arrive quelquefois que ceux qui prennent les eaux à la ſource ou tranſportées, urinent peu dans la matinée. Il eſt ordinaire qu'alors ils tranſpirent beaucoup, ou que les eaux paſſent en partie par les garderobes. Si, dans cette circonſtance, les malades urinent beaucoup pendant la nuit, on n'a rien à craindre de ce qu'on ne rend pas les eaux dans l'ordre le plus général. Cependant, comme il reſte pendant le jour plus d'eau minérale dans les vaiſſeaux ou dans les entrailles, que ſi l'on avoit uriné copieuſement dans la matinée, on doit redoubler ſon exactitude dans le régime de vie, & s'impoſer une ſobriété conſtante.

Il eſt eſſentiel d'obſerver que cette façon de rendre les eaux, exige des purgatifs aſſez fréquens, ſur-tout s'il ſurvient une légere bouffiſſure à la peau, ou aux extrémités. Les ſels neutres, donnés comme purgatifs, seroient alors très à leur place ; si la bouffissure se soutenoit, malgré les purgations, il faudroit abandonner l'usage des eaux, en faire un exact d'aposèmes apéritifs & laxatifs, & purger de temps-en-temps plus efficacement.

Comme les eaux minérales sont ordinairement à portée des montagnes, on y éprouve des orages fréquens ; s'il en survient le matin pendant le temps de la boisson des eaux, il faut la suspendre jusqu'après l'orage. Les prompts changemens du poids & du ressort de l'air, & ses variations, supprimeroient la transpiration, rendroient irréguliere l'action des solides, & dérangeroient l'ordre régulier de la circulation des liquides ; il pourroit en survenir des accidens dangereux.

Lorsque le temps est pluvieux, le matin, pendant que l'on prend les eaux à leur ſource, il vaut mieux les faire apporter dans ſa chambre, dans des bouteilles exactement fermée , que de les prendre en plein air. M. le Marquis de Miran a prévu cet inconvénient, & a levé cet obſtacle , par la ſalle qu'il a fait bâtir auprès des fontaines de Verduſan , où l'on peut ſe mettre à l'abri du mauvais tems ſans interrompre la boiſſon des eaux.

La tranquillité de l'eſprit eſt également néceſſaire pendant le tems, de la boiſſon des Eaux Minérales; car l'agitation de l'ame & les paſſions, mettent le trouble dans toutes les fonctions, font obſtacle à la diſtribution des eaux, dans le ſyſtême des vaiſſeaux , retiennent la tranſpiration, diminuent ou retardent le cours des urines, & ſont ſuivies ordinairement de fâcheux déſordres.

Quoique les eaux paſſent bien

par la voie des urines dans la matinée, il reste toujours des principes minéraux dans le système des vaisseaux, qui sont la suite d'un remede continué, dont il est essentiel de ménager les effets pendant la journée : c'est une juste raison pour observer sans interruption un régime convenable pendant tout l'usage des eaux minérales.

On fera pendant la journée, pour remplir cet objet important, des exercices modérés ; on entretiendra son esprit dans une tranquillité constante ; on se fera des amusemens agréables, & l'on évitera scrupuleusement tout ce qui pourroit approcher des excès ou des passions de l'ame.

Le régime de vie pendant l'usage des eaux minérales, doit être réglé, sobre & à peu-près toujours analogue. Il arrive souvent qu'on ressent un besoin pressant de manger une heure après qu'on a bu le dernier verre d'eau ; il faut examiner alors ſi l'on a rendu les eaux qui ont reſté dans les entrailles ou non ; on connoît qu'on les a rendues en ce que les urines commencent à être citronnées : s'il y en reſte encore, les urines ſont claires comme de l'eau de roche ; dans ce cas il eſt bon de retarder de prendre des alimens : dans l'autre, on peut déjeûner avec une croûte de pain très-légere & un bouillon, ou un peu de vin blanc, avec deux tiers d'eau. Si dans l'un & l'autre cas on peut ſe paſſer de déjeûner, les principes minéraux qui ont pénétré dans le ſyſtême général des vaiſſeaux, feront des effets moins interrompus & plus efficaces.

Les malades qui font uſage d'eaux minérales, doivent s'abſtenir d'alimens ſalés, épicés, fumés ; de crudités, de viandes groſſieres & de fruits aigres & acerbes ; ils peuvent s'en permettre de doux en compote,

& même de cruds en petite quantité, pourvu qu'ils ſoient parfaitement mûrs & dans la ſaiſon ordinaire à leur eſpece. Ils doivent faire leur nourriture de potages, de viande de boucherie, de volaille, de gibier; ils dîneront modérément vers midi, & il ſouperont très-légerement vers les huit heures; ils ne ſe permettront à leur ſouper que quelque légume qui ne ſoit point aigre, ou des farineux au bouillon, afin que leur digeſtion ſoit parfaite le lendemain pour pouvoir prendre les eaux ſans inconvénient.

La boiſſon ordinaire ſera pendant le repas, d'eau commune avec un peu de vin : ſi l'on eſt altéré pendant la journée, on boira d'une légere tiſane de chiendent, ou bien de l'eau commune adoucie avec un peu de ſucre. On s'abſtiendra ſurtout de liqueurs ſpiritueuſes, & de boiſſons échauffantes, telles que le caffé, le chocolat &c.

On eſt ordinairement aſſoupi après le dîner pendant l'uſage des eaux minérales ; il eſt prudent de ne pas céder à ce penchant au ſommeil , la digeſtion en ſeroit troublée ; il faut le diſſiper par la promenade ou par d'autre amuſemens agréables.

Si par quelqu'imprudence commiſe la veille , on ſe trouve l'eſtomac embarraſſé le matin à l'heure de commencer de prendre les eaux , il vaut mieux les ſuſpendre pour ce jour-là ſeulement , afin de ne pas altérer les effets d'un remede ſalutaire par des reſtes d'une mauvaiſe digeſtion. Dan ce cas on doit avoir ſoin de prendre des lavemens , d'obſerver une diéte exacte , pour pouvoir continuer le lendemain de boire les eaux ſans inconvénient. Si malgré ce précautions il reſtoit un mauvais goût à la bouche , ou ſi l'on s'appercevoit de quelque dérangement des fonctions de l'eſtomac , on ſuſpendroit l'ufage des eaux pour deux ou trois jours, & on remédieroit à ces accidens par une diéte continuée, fuivie d'une purgation.

Le froid pendant l'ufage des eaux, les alimens mal choifis, l'excès de meilleurs, la trop grande quantité d'eaux minérale prifes imprudemment ; une préparation néceffaire à leur ufage négligée ou mal entendue, les veilles, la trop grande attention à des jeux intéreffés, peuvent caufer & caufent fouvent pendant l'ufage des eaux minérales, de quelque qualité & de quelqu'efpece qu'elles foient, des maladies fâcheufes, & quelquefois pleines de danger.

Les maladies qui proviennent de tels abus, font principalement des douleurs de tête, des vertiges, des éblouiffemens, des pefanteurs & des lourdeurs dans tout le corps, des difficultés de refpirer, des fievres, des cours de ventre quel-

quelquefois dyssentériques ; il faut alors avoir nécessairement recours à la diéte la plus sévere, à la saignée réitérée, aux purgatifs & à d'autres remedes, selon les indications prises des symptômes de la maladie, & selon la conséquence des abus que l'on a commis.

Quand bien même il n'arriveroit pas d'inconvénient pendant l'usage des eaux minérales, il seroit toujours nécessaire de purger après l'avoir cessé, crainte qu'il ne restat de ces eaux dans le canal intestinal, dans le tissu cellulaire, ou dans les vaisseaux capillaires des membranes & des visceres du bas-ventre. Si après une purgation, on n'étoit pas en sûreté sur l'infiltration des eaux, il seroit essentiel de la réitérer. Lorsqu'on n'a pas à craindre un tel inconvénient, il convient après une seule purgation, de laisser les principes des eaux minérales produire dans la masse des liquides, & sur le ſyſtême des ſolides, les effets qu'on a lieu d'en attendre. Il ſeroit nuiſible d'évacuer par des purgatifs, ces principes minéraux ; il convient d'en laiſſer le ſoin à la ſeule nature, à moins qu'il ne ſurvînt quelqu'accident qui exigeât la purgation ; dans ce cas il ne faudroit pas la retarder.

Précautions néceſſaires à la ſuite de l'uſage intérieur des Eaux Minérales.

Comme les principes des eaux minérales agiſſent dans les vaiſſeaux au moins pendant un mois après qu'on en a fait uſage, il eſt de la prudence, ou pour mieux dire néceſſaire d'obſerver pendant tout ce tems, un régime de vie exact, de faire des exercices modérés, d'éviter les excès & tout ce qui a du rapport avec les paſſions de l'ame. En obſervant tous ces moyens, on laiſſe à la nature le ſoin & la liberté d'accomplir des guériſons qu'il eſt rare que l'art perfectionne.

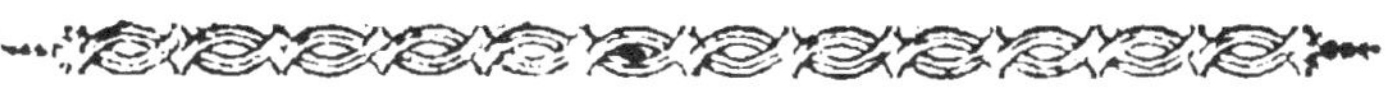

CHAPITRE XII.

Précautions néceſſaires avant, pendant & après l'uſage extérieur des Eaux Minérales de Verduſan.

ON emploie ordinairement les eaux thermales à l'extérieur, pour ſeconder les effets de leur boiſſon ; les mêmes précautions que j'ai obſervé être néceſſaires, avant, pendant & après la boiſſon des eaux de Verduſan, ſont également propres aux uſages que l'on en fait à l'extérieur du corps.

Les bains de ces ſources minérales ſont d'une chaleur modérée ; il ne faut pas craindre qu'ils portent dans la maſſe des liquides, une agitation dangereuſe, comme font ceux que ſouvent on a la témérité de permettre ou de conſeiller à des dégrés de chaleur, beaucoup plus forte que celui de la chaleur animale. Ces bains qui ne peuvent qu'exciter dans la maſſe du ſang, une eſpece d'ébullition trop vive, roidiſſent les ſolides, les rougiſſent, les durciſſent, les brûlent, les enflamment, & expoſent les malades à de dangereuſes épreuves. De telles épreuves ſont plus propres à altérer les tempéramens qu'à les fortifier, à ébranler la ſanté, & à lui porter des atteintes, qu'à la rétablir lorſqu'elle eſt altérée. On pourroit donc ſe diſpenſer de donner une confiance ſi générale à des bains, dans leſquels on riſque de périr ſi l'on y reſte plus d'un quart-d'heure. De tels ſecours ne peuvent & ne doivent être employés que dans des cas extrêmes, ſous les yeux des maîtres de l'art.

On prépare à l'uſage des bains d'eaux thermales les malades forts, ſanguins & pléthoriques, par la ſaignée & la diéte, par des tiſanes délayantes, des exercices modérés, & par des bains domeſtiques. Lorſque la pléthore eſt humorale, on employe utilement des tiſanes diurétiques & des purgatifs réitérés. Les apozemes de plantes ſavonneuſes, ameres, apéritives; de légers laxatifs, & les bains domeſtiques, ſont les remedes les plus propres pour préparer à l'uſage des bains les tempéramens bilieux, les hypocondriaques, & ceux qui ont des éréthiſmes, des engorgemens, ou des obſtructions dans les viſceres du bas-ventre: on termine la préparation, dans tous ces différens cas, par la boiſſon des eaux minérales. Les précautions que j'ai indiquées comme eſſentielles, pendant & après l'uſage des eaux minérales, ſont celles qu'il faut obſerver pendant & après l'uſage des bains.

Il eſt bon d'obſerver concernant

les bains d'eaux thermales, qu'ordinairement pendant quinze jours après qu'on en a cessé l'usage, il survient aux mêmes heures qu'on les prenoit, une légere moiteur à la peau qui mérite une attention particuliere.

Il est de la prudence, lorsque cette moiteur se déclare, de se tenir en repos dans un lieu clos & dans une atmosphere tempérée. Il ne seroit pas inutile de porter sur la peau, au moins pendant un mois après les bains, une flanelle pour entretenir constamment la transpiration insensible, & pour ne rien perdre de la moiteur périodique que la nature suscite, à la suite de la sueur qui avoit été provoquée par l'usage des bains.

Précautions pour la Douche.

La douche des eaux de Verdusan exige moins de précautions que celle des fontaines minérales dont la chaleur est excessive : cependant la colonne d'eau qui ſort directement du principal tuyau de la grande fontaine dont on ſe ſert pour donner la douche, eſt aſſez forte pour opérer autant d'effets ſalutaires, & les mêmes que ceux que produit la douche des eaux de Bareges, de Balaruc &c. L'extrême chaleur de ces dernieres ſources ne contribue dans la douche, qu'à trop animer le ſang, qu'à roidir exceſſivement les fibres des ſolides, & le ſyſtême membraneux, qu'à obliger de diminuer la durée de l'opération, & la rendre moins efficace. Ce ſont des inconvéniens dont on eſt à l'abri en faiſant uſage de la douche des eaux de Verduſan.

Cependant la circulation des liquides, & les oſcillations des ſolides, ſont gênées, précipitées & troublées pour quelques momens par le poids ſeul & par la force de la colonne d'eau de la douche : il en eſt de même par-tout où cette opération eſt le plus ſouvent ſalutaire, c'est ce qui fait ses principales vertus. Il est de la prudence, pour en rendre les effets plus généraux & plus utiles, de donner de la souplesse aux fibres des solides, & de faciliter la circulation des liquides, afin que les uns & les autres étant ainsi préparés, soient moins surpris & moins dérangés par l'action violente de la douche.

On remplit ces vues préservatives par des saignées, par des tisanes délayantes, par de doux purgatifs, par l'usage de bains domestiques, par celui d'eaux minérales en boisson, en bains, & par la diéte.

Pendant & après l'usage de la douche, on observe les mêmes ménagemens, qu'avant & après celui de la boisson & des bains d'eaux thermales.

Préparation pour l'usage des Boues.

Les boues minérales de Verdusan sont d'autant plus efficaces, qu'elles ſont formées & entretenues par des filets d'eau des deux ſources qui s'ourdent au-deſſous du bourbier. Ces boues ſont en même-tems ſulfureuſes, ferrugineuſes & réuniſſent en elles toutes les propriétés des deux fontaines : auſſi eſt-il bien peu de boues thermales qui produiſent d'auſſi bons effets que celles de Verduſan.

Tous les principes minéraux de ces boues, ſont pour ainſi dire diviſés & volatiliſés par une eſpece d'effervescence continuelle, qui ſe fait dans leur bourbier. Ces principes & l'eſprit volatil éthéré minéral qu'elles contiennent en plus grande quantité, & qu'elles retiennent plus longtems que les eaux minérales, par rapport à leur denſité, pénetrent dans les pores de la peau, paſſent dans les vaiſſeaux du ſang & de la lymphe, ſe mêlent, ſe confondent avec ces liquides, & y produiſent des effets ſalutaires ſelon leur nature. Outre ces effets des boues dans l'intérieur du corps, elles font à l'extérieur l'office de cataplaſmes ſavonneux, inciſiſifs, émolliens, réſolutifs, &c.

On voit par ces propriétés des boues, combien il eſt à propos de préparer les malades à profiter de leurs vertus, & à ménager leurs effets. On doit ſe comporter en général, avant, pendant & après leur uſage, comme dans celui des bains d'eaux thermales. J'ai traité aſſez en détail des différentes préparations néceſſaires, avant, pendant & après l'uſage des eaux minérales, des bains des douches & des boues, dans le traité analytique des eaux minérales en général; on peut y avoir recours.

CHAPITRE XIII.

Maladies dans lesquelles on doit faire un usage intérieur des Eaux Minerales de Verdusan.

L'Usage intérieur des eaux minérales de Verdusan, est principalement propre dans les obstructions lymphatiques & bilieuses des visceres du bas-ventre, dans la jaunisse, les pâles couleurs, les coliques venteuses, celles de l'estomac, les bilieuses, dans la tympannite, dans les affections hypocondriaques, dans le dérangement des digestions, les appétits déréglés, les inappétences, dans le hoquet & les vomissemens qui proviennent du désordre des premieres voyes; dans les cours de ventre lienteriques, les dyssenteries chroniques, dans les fievres lentes, dans les cachectiques nerveufes & les intermittentes qui proviennent d'obſtructions des viſceres du bas-ventre; dans les douleurs de tête invétérées. Les eaux de Verduſan ſont également propres dans les douleurs néphrétiques, l'yſchurie, la rétention d'urine, ſa ſuppreſſion, dans la dyſurie & la ſtrangurie, dans les ulceres des reins & de la veſſie; elles ſont efficaces dans la ſuppreſſion des hémorrhoïdes, dans les coliques hémorrhoïdales, dans les pertes rouges des femmes, & dans les fleurs blanches qui proviennent d'engorgemens ou d'obſtructions des viſceres du bas-ventre; dans la ſuppreſſion de ces écoulemens, dans les palpitations de cœur, les battemens extraordinaires des arteres gaſtriques, cœliaques, &c. dans l'aſthme humide, & même dans la pouſſe des chevaux. Ces eaux font des effets ſenſibles dans les vapeurs, les vertiges, dans l'épilepſie; elles ſont principalement ſouveraines contre la galle, les dartres, les humeurs éréſypellateuſes : on a vu les eaux de Verduſan expulſer des vers ſolitaires.

Les eaux des deux ſources minérales de Verduſan conviennent dans toutes ces maladies ; puiſqu'elles renferment à peu-près les mêmes principes, elles doivent avoir les mêmes vertus. Cependant on employe plus particulierement les eaux de la fontaine ſulfureuſe, que celles de la ferrugineuſe, dans les maladies de la poitrine, dans les ſuppurations, dans l'anaſarque, dans l'aſthme humide, dans les commencemens de la phthiſie tuberculeuſe, dans les maladies nerveuſes, telles que les fievres lentes, les ſpaſmes, les convulſions, dans les affections des reins & de la veſſie, dans les douleurs de tête invétérées, dans les maladies de la peau ; elles ſont efficaces dans les maladies vermineuſes, & contre le tœnia ou ver ſolitaire &c.

Les eaux de la fontaine ferrugineuſe, méritent la préférence ſur celles de la fontaine ſulfureuſe dans les engorgemens lymphatiques & bilieux, dans les obſtructions des viſceres du bas-ventre, dans la paralyſie & les affections ſoporeuſes. Cependant l'eau de la fontaine ſulfureuſe a toujours produit de bons effets dans toutes ces maladies. On eſt dans l'uſage dans les maladies qui ont ces caracteres, de prendre chaque matin parties égales de l'eau des deux fontaines. J'ai déja obſervé que l'eau de la fontaine ferrugineuſe agit avec un peu plus d'activité que celle de la ſulfureuſe ; celle-ci porte beaucoup par les urines ; l'autre eſt auſſi très-diurétique, mais elle purge ſouvent les malades d'un tempérament délicat, ſurtout ceux qui ont été affoiblis parla maladie.

Maladies

Maladies auxquelles les Bains sont propres.

L'usage des bains convient dans presque toutes les maladies auxquelles celui des eaux est nécessaire, principalement dans les obstructions des visceres du bas-ventre, dans la jaunisse, le hoquet, les éréthismes de l'estomac, dans les coliques néphrétiques, dans les bilieuses, les hémorrhoïdales, les hépatiques. Dans les ardeurs d'urine, la dysurie, la strangurie, l'ischurie, dans les suppressions des hémorrhoïdes, des lochies, des regles, des fleurs blanches, dans les pertes de toutes les especes, lorsqu'elles proviennent de roideur de tension d'éréthisme, d'engorgemens sanguins, sans inflammation. Les bains des eaux minérales de Verdusan réussissent parfaitement dans les rhumatismes, dans les paralysies, dans les phthisies nerveuses, dans les affections vaporeuſes, & les hypocondriaques, dans les engorgemens des extrémités, à la ſuite de quelque ſuppreſſion, quand bien même ils tendroient à devenir œdémateux; dans les affections cutanées, pſoriques, dartreuſes, éréſypellateuſes &c.

Il eſt eſſentiel d'obſerver & de ne pas perdre de vue que lorſque l'on prend des bains d'eaux thermales pour guérir des maladies cutanées, il faut auparavant en avoir diſſipé la cauſe, ou en grande partie. On continue enſuite de remplir le même objet, par la boiſſon des eaux, & par des purgatifs fréquens, en même-tems que l'on fait uſage des bains. Si l'on négligeoit de prendre ces ſages précautions, les humeurs pſoriques, dartreuſes ou éréſypellateuſes, ſeroient répercutées par les bains, ſe porteroient dans l'intérieur du corps ſur quelque viſcere, & y cauſeroient des obſtructions, des ulceres, des tumeurs, des inflammations, ou d'autres engorgemens de différente nature qui ſeroient toujours dangereux & le plus ſouvent funeſtes.

Maladies auxquelles les douches de Verduſan ſont propres.

La douche des eaux thermales de Verduſan convient dans les rhumatiſmes fixes, dans les tumeurs lymphatiques, les graiſſeuſes, l'épaiſſiſſement de la ſinovie, & dans les vieilles plaies d'armes à feu mal cicatriſées, pour y avoir reſté des corps étrangers. La douche des eaux de Verduſan procure la guériſon des ulceres calleux & des fiſtuleux invétérés; elle rétablit le reſſort, la ſoupleſſe & le mouvement des membres paralyſés, engorgés, engourdis, durcis, & privés de mouvement.

Maladies auxquelles conviennent les boues minérales de Verdusan.

On voit tous les ans les boues thermales guérir des rhumatismes généraux & particuliers; elles conviennent dans l'engorgement des articulations & dans celui des extrémités; elles rétablissent les extrémités amaigries par accident, ou à la suite de suppurations ou de vives douleurs. Elles résolvent les tumeurs lymphatiques, les scrophuleuses, les ganglions, les exostoses, les callosités; elles rétablissent le mouvement des muscles & des tendons contractés; on les ordonne aussi avec succès dans les paralysies, les hemiplegies &c.

CHAPITRE XIV.

Observations sur les effets qu'ont produit dans les maladies les Eaux Minérales de Verdusan.

Les observations suivantes ont été communiquées par des Médecins célebres qui ont fait faire usage à leurs malades des eaux minérales de Verdusan, & par un Chirurgien qui voit ordinairement ceux qui se rendent à ces fontaines dans les deux saisons de l'année, au nombre de cinq à six cent. (1)

» De toutes les eaux minérales » que cette contrée fournit, dit M. » *Dulong* le pere, (il veut dire » sans doute toutes celles des Py- » rénées) je n'en ai point trouvé » qui ayent eu des succès aussi heu-

(1) Ces Médecins sont MM. *Cortade* pere & fils, MM. *Dulong* pere & fils, M. *Merle*, M. *Lebe*; le Chirurgien est M. *Lacoste*. MM. *Cortade* sont habitués à Lavardens, petite Ville à une lieue des fontaines minérales de Verdusan. Le pere est un des anciens & des meilleurs Praticiens de la Province de Guienne. Le fils commence de courir la même carriere que M. son pere; il la remplira avec distinction : c'est à lui que nous devons l'analyse des eaux minérales de Verdusan.

MM. Dulong pere & fils demeurent à Fleurence leur patrie. Ces Médecins sont distingués par des talens supérieurs dignes de leurs ancêtres, car on peut comparer leur famille à celle

» reux & auffi frappans que celles
» de Verdufan. J'affure même
» qu'elles ont procuré plus de gué-
» rifons que celles de Bagneres, de
» Bigorre, quoique celles-ci ayent
» plus de fources que les autres. Je
» donne cette affurance d'après cin-
» quante-trois ans de pratique de
» mon pere & cinquante de celle
» qui m'eft propre.

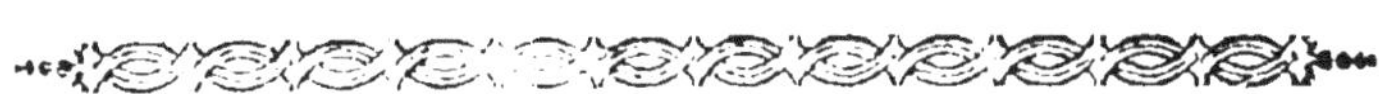

CHAPITRE XV.

Obfervations de M. Cortade le pere.

On s'eft toujours fervi avec fuc-

des Afclepiades; la médecine paroît être leur héritage favori, ils fe font tous Médecins de pere en fils.

M. Merle eft Médecin d'Aiguillon; il y a déja plufieurs années que fes talens & fes fuccès dans la médecine l'annoncent comme un Médecin d'un mérite diftingué.

M. Lebe eft de Fleurence; je n'ai l'honneur de le connoître que par une réputation très-bien établie.

M. Lacofte eft un très-honnête homme, Chirurgien très-fage & très-inftruit.

cès des eaux minérales de Verduſan lorſqu'il a été queſtion de remédier à l'âcreté du ſang ; on les a employées efficacement dans les phthiſies commençantes, provenant de cette cauſe ; elles fondent parfaitement les tubercules qui ſe forment ordinairement dans le principe de ces affections. Elles réuſſiſſent éminemment dans les maladies produites par l'engorgement & même l'obſtruction de quelqu'un des viſceres du bas-ventre. Les coliques bilieuſes & venteuſes cedent à l'uſage de ces eaux. Elles produiſent des effets admirables dans tous les cas de néphretique ; leur vertu apéritive ſe manifeſte particulierement par l'évacuation des matieres glaireuſes & ſabloneuſes très-ordinaires dans cette maladie. On les employe avec le plus grand ſuccès dans la dyſurie, l'iſchurie, & la ſtrangurie, dans les affections hypocondriaques, hyſtériques, épileptiques qui dépendent d'un vice des premieres voyes. Le flux hémorrhoïdal & les bons secours périodiques des femmes supprimés sont parfaitement rétablis par leur usage. La jaunisse, les pâles couleurs, les fleurs blanches en sont également guéries. Toutes les maladies cutanées, comme gale, dartres &c. trouvent un remede assuré dans les eaux de Verdusan. A ces observations générales M. Cortade ajoute la suivante concernant les effets des boues.

Mademoiselle Broutiere, sœur du Directeur de la Manufacture royale d'Ausch, ayant eu à la suite d'une maladie une jambe plus courte que l'autre d'environ un demi pied, a été radicalement guérie par l'application des boues de Verdusan sur la partie affectée. M. Merle rapporte la même observation.

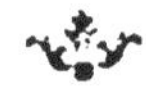

Suite des Obſerv. de M. Cortade.

I. OBSERVATION.

Sur une rétention d'urine.

UN homme âgé d'environ 50 ans étoit atteint d'une rétention d'urine, ne pouvant uriner, pendant plus de trois ſemaines, qu'à la faveur de la ſonde. Les eaux ferrugineuſes de Verduſan furent le dernier remede dont il fit uſage, & le ſeul efficace. Ces eaux paſſerent, comme par miracle, dès le premier jour. Le malade rendit beaucoup de glaires & de gravier, & fut radicalement guéri en moins de trois ſemaines.

II. OBSERVATION.

Nephrétique.

UNE Demoiſelle âgée d'environ 45 ans, étoit ſujette, depuis pluſieurs années, à de fréquentes douleurs de néphrétique, accompagnées des accidens ordinaires à cette maladie. Les lithontriptiques les plus efficaces ne produisoient que des soulagemens passagers, il sembloit même que les attaques se rapprochoient. On eut recours aux eaux ferrugineuses de Verdusan pendant deux saisons consécutives ; la malade rendit une quantité prodigieuse de gravier, & recouvra une très-bonne santé ; elle a vécu environ quinze ans après, sans éprouver la plus petite atteinte de cette maladie.

III. OBSERVATION.

Epilepsie.

UN homme âgé d'environ 35 ans, étoit épileptique depuis cinq à six ans. Les paroxismes qui avoient lieu presque chaque mois, étoient réguliers quant à leur retour. Leur durée n'étoit le plus souvent que d'un quart-d'heure ou environ, mais quelquefois ils se prolongeoient jufqu'à cinq à fix heures de fuite. Comme les maladies de cette efpece font tache dans les familles, les parens prenoient grand foin de tenir celle-là cachée ; mais un jour ce malade étant tombé dans un accès en préfence de plufieurs perfonnes étrangeres, il ne fut plus poffible de diffimuler. Je fus requis pour lui donner du fecours. Après avoir fait précéder les remedes généraux , je lui fis faire ufage des cephaliques & antiépileptiques les plus efficaces, auxquels je fis fuccéder les eaux ferrugineufes de Verdufan , qu'il bût pendant environ 25 jours. Ce malade fut , à la fuite de ces remedes, exempt de toute attaque pendant plus de huit mois: il eut recours de nouveau aux mêmes eaux qui éloignerent les paroxifmes , & après cinq à fix années de leur ufage pendant les faifons ordinaires , il fut radicalement guéri.

IV. OBSERVATION.

Phthisie pulmonaire.

UN homme âgé de 50 ans, touchoit presqu'à la suite d'un rhume négligé, au troisieme dégré de la phthisie pulmonaire ; après lui avoir fait prendre, sans beaucoup de succès, les détersifs & vulnéraires les plus convenables à son état & les plus indiqués, je lui ordonnai les eaux sulfureuses de Verdusan, qu'il but l'espace de trois semaines avec tout le fruit imaginable ; l'affection de la poitrine se dissipa, il reprit des forces & de l'embonpoint ; sa santé se soutint pendant neuf à dix mois : un nouveau rhume le jetta presque dans le même dépérissement que l'année précédente ; il eut recours de nouveau aux eaux sulfureuses de Verdusan qui lui réussirent comme la premiere fois. Cet homme, qui a toujours la poitrine délicate, eſt ſujet à eſſuyer tous les ans quelque rhume, ſur-tout à l'entrée du printems; ſi les pectoraux vulnéraires & adouciſſans ne ſont pas ſuffiſans pour le terminer, il court avec confiance aux mêmes eaux qui ne manquent jamais de produire l'effet qu'il en attend.

V. OBSERVATION.

Jauniſſe avec obſtruction à la Rate.

UNe jeune femme atteinte d'un ictere noir; avoit pratiqué ſans ſuccès tous les remedes qu'on employe dans cette maladie; elle eut recours aux eaux ferrugineuſes de Verduſan, & dans moins de dix jours, elle fut guerie radicalement: dès le troiſieme jour on reconnut le bon effet de ces eaux; le teint étoit déjà éclairci; le ſixieme jour la guériſon fut parfaite.

VI OBSERVATION.

Vomissement habituel.

UNe jeune fille étoit atteinte depuis plus de quatre mois, de vomissemens qui ne lui permettoient pas de retenir un instant aucune espece d'alimens solides, elle avoit peine à retenir le bouillon que souvent elle vomissoit. Elle ne pouvoit conserver que l'eau pure, l'eau de veau ou de poulet très-légere. Une fievre lente l'avoit déjà réduite à un point de dépérissement si considérable, qu'on craignoit qu'elle ne tombât dans le marasme. Elle but les eaux ferrugineuses de Verdusan transportées chez elle, dans moins de huit jours son estomac fut rétabli ; elle en continua l'usage pendant trois semaines, prit ensuite le lait de chevre pendant un mois, se rétablit totalement & reprit son embonpoint ordinaire.

VII OBSERVATION.

Colique bilieuſe.

UN homme âgé de 60 ans eſt ſujet depuis environ 15 ans à des coliques bilieuſes, qui tous les printems ont des retours périodiques; il a recours aux eaux ſulfureutes de Verduſan, qui lui procurent toujours un prompt ſoulagement. Il ne manque jamais de les prendre dans les deux ſaiſons; il m'a même aſſuré qu'ayant reſſenti pendant deux différentes années des avant-coureurs de cette colique; il l'avoit prévenue en anticipant l'uſage des mêmes eaux.

VIII OBSERVATION.

Coliques d'eſtomac.

UNe fille âgée de 30 ans étoit ſujette à des coliques d'eſtomac continuelles, qui augmentoient conſidérablement toutes les fois qu'elle prenoit de la nourriture ; quelque légere & en ſi petite quantité qu'elle fût. Parmi le grand nombre des remedes dont elle avoit uſé, elle n'avoit retiré du ſoulagement que des vomitifs qui ne manquoient jamais de la calmer pendant trois ou quatre jours. Elle but les eaux ferrugineuſes de Verduſan pendant quinze jours ; qui opérerent ſi efficacement, que, quoiqu'il ſe ſoit déja écoulé près de deux ans depuis cette époque, la malade n'en a pas reſſenti la plus petite atteinte.

IX. OBSERVATION.

Palpitation de cœur, oppreſſion.

UNe jeune femme, à la ſuite d'une couche laborieuſe, & dans laquelle les vuidanges furent immodérées, étoit tracaſſée d'une difficulté de reſpirer extrême, &

d'une palpitation de cœur qui redoubloit au plus petit mouvement qu'elle ſe donnoit : elle trouva ſa guériſon radicale dans l'uſage des eaux ſulfureuſes de Verduſan, qu'elle but pendant un mois conſécutif.

X. OBSERVATION.

Suffocation convulſive.

UNe fille âgée de 22 ans, chez laquelle les ſecours périodiques étoient ſupprimés depuis longtems, éprouvoit périodiquement chaque mois, dans le temps ordinaire de ſes regles un paroxyſme de ſuffocation ſpaſmodique, accompagnée de mouvemens convulſifs ſi extraordinaires, qu'on craignoit qu'elle ne fut attaquée d'épilepſie. Une ſaignée du pied, faite le jour que le paroxyſme avoit coutume de paroître, le prévint, & les eaux de Verduſan, priſes enſuite l'eſpace de trois ſemaines, rétablirent le cours des regles & tous les accidens ceſſerent.

XI OBSERVATION.

Mouvemens convulſifs.

Un enfant de 12 ans étoit atteint depuis environ ſix mois de mouvemens convulſifs qui ſe faiſoient appercevoir ſucceſſivement dans toutes les parties de ſon corps, de façon que tantôt il faiſoit les grimaces les plus ſingulieres; tantôt ce n'étoit que de ſimples agitations dans les muſcles & les tendons; & enfin d'autres fois il faiſoit des geſtes & des contorſions extraordinaires. Souvent il étoit obligé de faire avec toute la célérité poſſible, quatre ou cinq pas malgré lui; cependant il conſervoit toujours ſa connoiſſance. Un vomitif, dix bains domeſtiques & les eaux ſulfureuſes de Verduſan prises pendant quinze jours rétablirent parfaitement sa santé.

XII OBSERVATION.

Pâles couleurs cachectiques.

UNe fille âgée de 19 ans avoit depuis plus d'un an les pâles couleurs avec une fievre lente qui l'avoit jettée dans le plus grand dépérissement : la cachéxie étoit déjà portée à un point qu'on avoit lieu de craindre une hydropisie générale. Les regles n'avoient paru qu'une seule fois, & en très-petite quantité depuis le temps qu'elle étoit dans cet état. Les purgatifs, les fondans, les apéritifs &c. n'avoient produit aucun changement avantageux, malgré le long usage qu'elle en avoit fait ; elle but les eaux ferrugineuses de Verdusan, pendant dix-huit jours, prit en même tems les bains qu'on réchauffa jusqu'au 25 dégré, & au grand étonnement de plusieurs personnes qui avoient prononcé que l'usage des eaux décideroit l'hydropisie qu'on vouloit prévenir ; elle guérit radicalement & reprit peu de tems après son embonpoit ordinaire. Elle fit ensuite usage du lait de chevre pendant trois semaines qui dissipa totalement la maigreur.

XIII. OBSERVATION.

Phthysie hypocondriaque.

M. * * * âgé d'environ 35 ans, naturellement fort mélancolique, étoit habituellement importuné depuis deux ans d'une petite toux séche, qui étoit par tems accompagnée d'un léger crachement de sang ; il avoit d'ailleurs la respiration un peu gênée avec une douleur à la poitrine, qui se faisoit ressentir sous le sternum, & entre les deux omoplates ; sa voix étoit cassée, & il resſentoit deux ou trois fois dans la journée de petits friſſons, qu'il regardoit comme les avant-coureurs des exacerbations d'une fievre lente; il ſe plaignoit que ſes forces diminuoient journellement, & qu'il maigriſſoit à vue d'œil. Tous ces ſymptômes paroiſſoient bien ſuffiſans, pour caractériſer cette affection d'une vraie phthyſie pulmonaire: cependant comme ce malade étoit hypocondriaque, je jugeai que ſa maladie pouvoit produire les différens ſymptômes dont il étoit affecté. Je fus confirmé dans ce ſentiment par le malade même, qui m'avoua, d'après pluſieurs queſtions que je lui fis, qu'il étoit conſtamment rêveur ſur ſon état; qu'il lui arrivoit très-ſouvent d'avoir des terreurs paniques, ſur-tout pendant le ſommeil; qu'il avoit toujours la tête plus ou moins affectée, de bourdonnemens d'oreilles inſupportables, de tournemens de tête, juſqu'à lui faire perdre l'équilibre; d'un ſerrement au goſier, d'un battement des arteres temporales, céliaque &c. de palpitations du cœur; de grouillemens dans le bas-ventre, d'une tenſion aux hypocondres; d'un engourdiſſement dans toutes les parties, & d'un nombre d'autres accidens du même genre. Dès ce moment je ne balançai point à convertir mes ſoupçons en certitude; je raſſurai le malade, & je lui répondis de ſa poitrine, qu'il croyoit être déja très-affectée, en le prévenant pourtant, que quoique je fuſſe tranquille ſur ſon état, je me croyois obligé de l'exhorter à la patience, prévoyant que ſa maladie qui remontoit à deux ans, demandoit beaucoup de perſévérance dans l'uſage des remedes que j'avois à lui preſcrire. Je commençai par lui faire boire les eaux ſulfureuſes de Verduſan; il en fit uſage pendant huit jours, ſans en retirer un grand fruit ; je lui conſeillai de prendre les bains des mêmes eaux à la température naturelle : l'effet de ces ſecours réunis fut d'autant plus heureux, que la maladie & ſes ſymptômes ſe diſſiperent totalement, & que le malade acquit une gayeté à laquelle je ne me ſerois jamais attendu. J'ai appris depuis peu par ſon Médecin ordinaire, que ſa ſanté étoit entierement rétablie.

XIV OBSERVATION.

Vapeurs convulſives à la ſuite d'une ſuppreſſion des regles.

MADEMOISELLE F***, âgée de 18 à 19 ans, auſſi intéreſſante par les rares qualités de ſon eſprit que par la douceur de ſon caractere, & les graces qu'il ſemble que la nature ait pris plaiſir de lui prodiguer, perdit Madame ſa mere dans un moment où elle avoit ſes ſecours périodiques, qui ſe ſupprimerent totalement. Bientôt après la malade fut priſe de vapeurs convulſives ſi violentes, qu'il y avoit lieu de craindre pour ſes jours. Ces accidens devinrent fréquents, & furent ſuivis d'une mélancolie des plus noires. Dans ce triſte état, la malade ſe refuſoit totalement à la ſociété ; elle ne ſe plaiſoit que dans la ſolitude & l'obſcurité ; quelquefois elle étoit trois ou quatre jours ſans vouloir prendre d'aucune eſpece de nourriture ; elle reſta près de deux mois dans cet état. A cette affreuſe mélancolie ſuccéda une toux convulſive violente & preſque continuelle, que la nourriture la plus légere rendoit plus cruelle. Ces accidens qui duroient depuis quatre mois, furent diſſipés dans peu de jours par l'uſage des eaux & des bains de Verduſan : cependant comme l'eſtomac avoit perdu l'habitude de digérer, la malade faiſoit

faisoit encore de mauvaises digestions ; il survint de légeres cardialgies, des rots nidoreux, acides, & même des envies de vomir ; la toux revint avec la même force, une prise d'hipécacuana la diminua considérablement, & les bains continués assez longtems terminerent totalement cette terrible maladie.

XV. OBSERVATION.

Cephalalgie violente.

UN homme, âgé de 45 ans, éprouvoit, à la suite d'une fievre maligne, des douleurs de cephalalgie qui revenoient tous les soirs périodiquement à la même heure, & duroient une partie de la nuit avec tant de force, que le malade auroit donné de la tête contre le mur, si l'on ne l'avoit pas gardé à vue. On mit en usage tous les remedes que l'art peut suggérer, rien ne le soulageoit, tout sembloit au contraire irriter ſon mal. On eut enfin recours aux eaux ſulfureuſes de Verduſan ; en moins de huit jours la douleur diſparut totalement, il en continua cependant l'uſage pendant trois ſemaines.

XVI. OBSERVATION.

Affection hypocondriaque, hémorrhoïdale.

UN jeune homme, âgé de 32 ans, étoit hypocondriaque au ſuprême dégré, il avoit ſouvent des vertiges qui lui faiſoient perdre quelquefois l'équilibre, il éprouvoit des battemens de cœur très-incommodes, ſur-tout lorſqu'il marchoit avec un peu de précipitation : il y avoit deux ans qu'il couroit de Médecin en Médecin ; chacun lui donnoit ſon ordonnance, il les mettoit toutes en pratique avec la derniere exactitude, jamais il n'en retira le plus petit ſoulagement. Il fut pris du cochemar ; les attaques en devinrent ſi fréquentes, qu'il n'entroit jamais dans ſon lit qu'avec crainte, & reſtoit ſi effrayé lorſqu'il ſortoit de cet état, qu'on avoit toute la peine du monde à le raſſurer. Il étoit dans cette triſte ſituation, lorſqu'il s'adreſſa à moi pour la premiere fois. Je ne jugeai rien de plus convenable à ſon état que les eaux ſulfureuſes, & les bains de Verduſan ; il en commença bientôt l'uſage avec tant de ſuccès, que le neuvieme jour il ſe décida, pour la premiere fois, un flux hémorrhoïdal, qui fit diſparoître tous les accidens ; il jouit depuis cette époque de la meilleure ſanté.

XVII. OBSERVATION.

Iſchurie.

UN homme, âgé de 70 ans, étoit atteint depuis quinze jours d'une iſchurie, il n'urinoit que par le moyen de la ſonde. Tous les remedes uſités en pareil cas avoient été mis en uſage ſans ſuccès; j'ordonnai les eaux ferrugineuſes de Verduſan; le cours des urines ſe rétablit le troiſieme jour. Dès-lors le malade n'eut plus beſoin d'avoir recours à la ſonde, les eaux minérales paſſerent avec aiſance, & il fut parfaitement guéri dans huit jours. Comme cet homme boit du vin immodérément, il eſt ſujet de tems en tems à des ardeurs d'urine que les eaux ferrugineuſes de Verduſan qu'il prend toujours lorſqu'il ſe trouve dans ce cas, ne manquent jamais de faire ceſſer.

XVIII. OBSERVATION.

Colique néphrétique.

UNE femme, âgée de 35 ans, ſujette depuis environ ſix ans à la colique néphrétique, éprouvoit dans le tems des attaques, une diſurie compliquée avec la ſtrangurie, qui lui causoient des souffrances cruelles. Les saignées, les bains domestiques, les lavemens émolliens, quelques laxatifs & différentes tisanes diurétiques étoient les seuls remedes qu'on avoit coutume de mettre en pratique les trois premieres années. Quoique ces différens secours ne manquassent jamais de calmer les accidens, elle désira de boire les eaux ferrugineuses de Verdusan, sur l'assurance qu'on lui avoit donnée que ces eaux avoient guéri de pareilles maladies : la malade se rendit en conséquence à ces sources pour en faire l'essai, elle prit les eaux pendant quinze jours avec tant de succès, qu'elle resta pendant près d'un an, sans qu'il survînt la plus légere attaque de colique. Depuis ce tems, les attaques sont devenues non-seulement beaucoup moins fréquentes, mais encore beaucoup plus légeres, tant pour leur durée, que pour la violence. La malade boit toujours les eaux ferrugineuſes ; elle y a recours dans toutes les ſaiſons, lorſqu'elle s'apperçoit de quelqu'avant-coureur des attaques, elle en obtient conſtamment de bons effets. L'effet de ces eaux chez la malade eſt ſuivi d'une quantité prodigieuſe de glaires que cette femme rend par les urines.

XIX. OBSERVATION.

Fievre quarte compliquée de jauniſſe & d'hydropiſie.

UN jeune homme, âgé d'environ 30 ans, contracta une fievre quarte autumnale, qu'on ſuſpendit dans très-peu de tems, à la faveur des remedes généraux, & de l'uſage du quinquina qu'on leur fit ſuccéder trop tôt. Cette fievre reparut environ cinq à ſix ſemaines après ; on lui oppoſa les mêmes remedes, qui furent ſuivis du même ſuccès. Deux mois après nouvelle récidive, mêmes remedes, même ſuccès. Le printems ſuivant cette fievre reparut pour la quatrieme fois, mais avec des accidens bien plus graves que dans les trois premieres attaques : le malade fut ſaiſi ſubitement d'une douleur des plus vives dans la région du foye ; les hypocondres & l'épigaſtre ſe tendirent prodigieuſement, il ſurvint des envies de vomir, l'accès fut des plus orageux, & dura plus de quinze heures. Comme on craignoit une inflammation dans le foye, on pratiqua deux ſaignées dans le fort de l'accès ; & le calme arrivé, on donna un vomitif qui opéra aſſez efficacement. Lorſque la fievre quarte fut décidée par le ſecond accès, on propoſa au malade de nouveaux remedes, mais inutilement, il refuſa de s'y ſoumettre, il vouloit laiſſer au tems le ſoin de ſa guériſon. Cette fievre ſoutint ſon type avec la plus grande régularité, mais avec des accidens beaucoup moins rigoureux que ceux du premier accès ; cependant une douleur sourde persistoit toujours dans la région du foye, même dans le tems du relâche, & le mois de Juillet suivant, le malade devint jaune comme un coing. Peu de tems après, ses pieds, ses jambes, ses cuisses & son ventre se gorgerent insensiblement de sérosités, il devint hydropique. La crainte s'empara alors de son esprit, il se décida à faire des remedes, mais c'étoit bien tard ; les diurétiques & les hydragogues les plus efficaces furent les secours qu'on opposa d'abord à cette formidable maladie. Le peu de fruit qu'on en retira, fit proposer l'opération de la paracenthese ; mais la grande répugnance que le malade en conçut, la fit rejetter. Dans cette extrémité on eut recours, pour derniere ressource, aux eaux ferrugineuses de Verdusan, qui opérerent si efficacement dès le premier jour, que ce jeune homme assura avoir rendu quatre fois plus d'urine qu'il n'avoit bu d'eau ; il en continua l'usage l'espace de trois semaines, & fut radicalement guéri, tant de l'hydropisie, que de la jaunisse & de la fievre quarte invétérée, qui vraisemblablement avoient été produites par quelqu'engorgement dans le foye, dont il ne resta pas le plus petit vestige.

XX. OBSERVATION.

Dartres rongeantes.

M. ***, âgé d'environ 65 ans, étoit couvert depuis nombre d'années de quantité de dartres rongeantes, pour lesquelles il avoit mis en usage nombre de remedes que différens Médecins lui avoient prescrits. Tous ces remedes étoient très-méthodiques, & le malade les avoit faits avec tout le scrupule & l'exactitude que peut avoir un homme qui veut guérir d'une maladie aussi opiniâtre que désagréable. Cependant ces dartres persistoient toujours; il eut recours aux bains & aux eaux sulfureuses de Verdusan qu'il prit pendant trois semaines, avec trente bains réchauffés, jusqu'au 26e dégré, & se retira parfaitement guéri, ne conservant d'autre marque de sa maladie qu'une légere rougeur qu'on observoit encore dans les endroits où étoient placées les dartres les plus rongeantes.

XXI. OBSERVATION.

Douleurs rhumatismales laiteuses.

MAD. C*** fut attaquée, à la suite de couches, de douleurs de rhumatisme qui la rendirent presque percluse de tous ses membres ; elle a resté dans cet état environ quinze mois malgré un nombre de remedes qu'elle a mis en usage pour en obtenir sa guérison. Elle ne pouvoit changer de place qu'avec la plus grande difficulté, & à l'aide de deux perſonnes qui la ſoutenoient par les bras, lorſqu'elle arriva aux eaux de Verduſan qu'elle prit avec vingt-deux bains au vingt-huitieme dégré de chaleur : elle marcha enſuite avec aſſez de liberté, à l'aide cependant d'une canne. Il y a tout lieu de croire que ſi elle les avoit continués plus long-tems, elle auroit eu lieu d'en être encore plus ſatisfaite.

XXII. OBSERVATION.

Rhumatiſme goutteux.

UN Mendiant que le hazard conduiſit à Verduſan, étoit affecté depuis deux ans, d'un rhumatiſme goutteux qui s'étoit fixé ſur le genou, la jambe & le pied du côté droit, il ne pouvoit marcher qu'à la faveur d'une béquille, l'articulation du genou étoit comme ankylofée. Il prit de lui-même deux fois par jour la douche des eaux fulfureufes, en faifant en même-tems des frictions avec force fur les parties affectées; dès le premier jour il marcha avec plus d'aifance; il en continua l'ufage de la même maniere neuf jours confécutifs, & fe retira peu de jours après, marchant non-feulement fans le fecours de fa béquille, mais encore en fléchiffant le genou avec beaucoup de facilité, ce qu'il n'avoit pu faire depuis très-long-tems.

XXIII. OBSERVATION.

Rhumatifme.

UN homme, âgé d'environ 65 ans fut faifi, à la fuite d'une fueur repercutée, d'une douleur rhumatifmale qui s'étendoit depuis la hanche gauche, jufqu'à l'extrémité du pied du même côté. Il fit pendant deux mois confécutifs des remedes ſuivis, tant intérieurement qu'extérieurement, ſans en retirer aucun ſoulagement. Ce miſérable qui étoit aux hauts cris la majeure partie du tems, eſſaya de faire frotter les parties affectées avec les boues de Verduſan. Cette pratique fut ſuivie d'un ſuccès ſi complet, que dans moins de dix jours il fut auſſi libre de l'extrémité malade, qu'il l'eut jamais été.

XXIV. OBSERVATION.

Douleurs rhumatiſmales.

UN homme, âgé de 40 ans, ayant ſupporté la pluye preſqu'une journée entiere, négligea de changer de linge. La nuit ſuivante il reſſentit une douleur à l'épaule gauche, qui s'étendit enſuite ſur le col & le bras du même côté, de façon qu'il lui étoit impoſſible de remuer ſa tête ou les bras ſans éprouver les plus cruelles douleurs. Comme ce malade étoit près des eaux de Verdusan, & qu'il avoit été très-souvent le témoin des salutaires effets de leurs boues, il eut recours à celles-ci, & dans trois jours de leur usage, il fut guéri de ses douleurs.

Les bons effets multipliés & les guérisons surprenantes que l'on obtient des eaux, des bains, des douches, & des boues minérales de Verdusan, donnent lieu tous les jours à de pareilles observations, & à une infinité d'autres dans les maladies les plus rebelles. Je proteste que je ne connois point dans la nature, de remede plus généralement utile que le sont ces eaux minérales dans les maladies chroniques de plusieurs genres.

CHAPITRE XVI.

OBSERVATIONS de MM. DULONG pere & fils.

Coliques habituelles.

FEU Mr. l'Abbé de Bouilbas étoit atteint depuis plus de 20 ans, de douleurs de colique ſi violentes qu'elles lui occaſionnoient des mouvemens convulſifs, & le réduiſoient trois ou quatre fois dans l'année dans un état allarmant; il fit uſage des eaux de Verduſan & guérit radicalement. Il a vécu pluſieurs années après ſans le moindre retour de coliques, il eſt mort d'une autre maladie.

Dyſſenterie compliquée de jauniſſe.

Une Domeſtique de M. le Marquis de Bonas étoit attaquée depuis deux ans d'une dyſſenterie tantôt plus, tantôt moins forte, avec une jauniſſe des mieux caractériſées. Elle étoit réduite à une extrême maigreur & minée par une fievre lente. Le foie, la rate, le mésentere étoient remplis d'obstructions; la surface des muscles de l'abdomen étoit parsemée de boutons schirreux comme des grains de chapelet. Après lui avoir fait prendre deux jours de suite des minoratifs, & après l'avoir préparée pendant 22 jours par une boisson de casse, je l'envoyai aux eaux minérales de Verdusan dont elle fit usage pendant quelque tems, elle guérit si parfaitement & acquit tellement d'embonpoint qu'elle étoit méconnoissable. Depuis ce temps-là, je n'ai jamais ouï dire qu'elle ait eu la moindre menace de rechûte.

OBSERVATIONS des mêmes Médecins sur différentes maladies.

NOUS avons donné nos soins à des malades attaqués de fievres lentes, qui éprouvoient des dégoûts, des inappétances, des insomnies, des douleurs vagues quoique médiocres. Ces symptômes qui annonçoient quelqu'accident funeste, nous ont déterminés à leur faire prendre les eaux de Verdusan, même dans le cœur de l'hiver, en observant de tempérer autant qu'il étoit possible, l'air de leur chambre par un feu proportionné à la rigueur du tems. Cette méthode nous a très-bien réussi

Nous ne sçaurions nous rappeller le grand nombre de coliques néphrétiques qui ont été guéries par l'usage annuel de ces eaux. Elles évacuent une grande quantité de matieres boueuses, glaireuses, sablonneuses ; nous leur avons vu faire rendre de petites pierres : la guérison de cette maladie seule fourniroit un volume d'observations.

Ces eaux conviennent aussi beaucoup dans les maux de tête invétérés, qui accompagnent, ou qui ſont le produit des fluxions catharreuſes.

Nous avons vu, à la vérité rarement, que des gens attaqués de rhumatiſmes habituels, étoient guéris par l'uſage de ces eaux qui devenoient alors auſſi ſudorifiques que diurétiques.

Nous avons encore obſervé que des malades goutteux qui prenoient ces eaux pour guérir d'autres maladies, ont été beaucoup ſoulagés des attaques de la goutte, tant pour la véhémence des douleurs que pour la fréquence des attaques. Nous avons vu réuſſir ces eaux dans l'aſthme humide, quoiqu'il fût quelquefois convulſif.

Observations de M. Merle.

Vomiſſement habituel.

MADAME de Galibert, Religieuſe de Ste. Urſule, au Couvent du Port Ste. Marie, âgée de 42 ans, atteinte d'un vomiſſement habituel ; vomiſſoit preſque tous les alimens qu'elle prenoit. M. Dario, ſon Médecin, qui jouit d'une réputation méritée, lui avoit fait prendre ſans ſuccès les eaux de Bareges, de Bagneres. On ne pouvoit ſuſpendre ce vomiſſement qu'au moyen des ſaignées. Comme cette fâcheuſe maladie perſiſtoit depuis 12 ans, on l'avoit ſaignée 30 fois dans l'année, ce qui lui avoit cauſé une bouffiſſure qui étoit la ſuite de ces évacuations exceſſives. Son eſtomac étoit d'ailleurs dérangé par la quantité de liqueurs & de caffé dont elle avoit fait un uſage abuſif, & elle avoit une ſuppreſſion de regles. Je lui preſcrivis, de concert avec ſon Médecin ordinaire, les bains de la ſource ſulfureuſe de Verduſan, & en même tems la boiſſon des eaux de la ſource ferrugineuſe. Les bains ont ſi bien réuſſi, que ſans eux les eaux ne paſſoient point,

& par leur moyen la malade urinoit, & les eaux ne ſurchageoient pas du tout ſon eſtomac. Elle prit en outre douze douches pour fondre des obſtructions qu'on découvroit au petit lobe du foye. Par ces uſages la malade a été guérie, le vomiſſement a ceſſé, & les regles ont reparues.

Fievre lente.

Un Gentilhomme de ce Pays m'ayant conſulté ſur une fievre lente qui lui étoit ſurvenue à la ſuite d'une fievre tierce, après les remedes généraux, je lui conſeillai d'aller aux eaux de Verduſan pour y prendre celles de la ſource ferrugineuſe & les bains de la fontaine ſulfureuſe. Il ſuivit mes conſeils, & ſa fievre diſparut. Toutes les fois qu'il ſe baignoit il ſe trouvoit délicieuſement dans le bain, ſa peau ſembloit être enduite d'huile, & les eaux en boiſſon ne paſſoient jamais mieux.

Eruption cutanée.

Mademoiſelle de Clairſontaine ſe plaignoit d'un grand feu dans le ſang, d'une conſtipation des plus opiniâtres ; elle avoit un ſerrement de poitrine ; ſes regles étoient peu abondantes quoiqu'âgée de 19 ans, elle étoit en outre atteinte d'une éruption cutanée. Je lui ordonnai les bains & les eaux de Verduſan ; les eaux ne paſſerent jamais mieux qu'au moyen des bains. Depuis ce tems-là elle eſt très-bien reglée, l'éruption cutanée a diſparu, & elle ſe porte à merveille.

OBSERVATIONS de M. LEBE.

LEs eaux minérales de Verduſan conviennent en général dans les maladies des nerfs, dans la ſuppreſſion des regles. Elles ſont très-utiles aux malades épuiſés par les purgatifs après des maladies violentes, à ceux qui ont de l'âcreté dans les humeurs. Elles guériſſent les fievres quartes invétérées & opiniâtres, la jauniſſe, les coliques d'eſtomac, les vomiſſemens bilieux; elles ſont très-efficaces dans les engorgemens & les obſtructions des viſceres du bas-ventre, dans les coliques néphrétiques, dans les douleurs rhumatiſmales &c. L'obſervation ſuivante prouvera combien on peut les employer avec ſuccès dans les maladies des nerfs.

OBSERVATION.

Vapeurs.

UNE Dame étoit affligée de vapeurs au point que le plus ſouvent elle ne marchoit qu'avec peine, & pour peu qu'elle marchât vîte, la ſeule impreſſion de l'air la faiſoit tomber en ſyncope avec des mouvemens convulſifs & un tremblement général. Elle avoit perdu l'appétit & le goût pour toute espece d'aliment, & elle éprouvoit très-souvent une grande difficulté de parler. Je lui conseillai de se faire porter au Verdusan pour y prendre les bains & les eaux. Je m'y rendis treize jours après qu'elle y fut arrivée. Je la trouvai encore gênée dans sa marche, mais elle se promenoit sans tomber en syncope. L'appétit & le goût lui étoient parfaitement revenus, & elle parloit avec facilité. Treize bains & les eaux qu'elle avoit prises l'avoient mise dans cet état, mais quelque instance que je lui fisse pour l'y faire rester plus long-tems, elle voulut se retirer, & laisser la cure de sa maladie imparfaite.

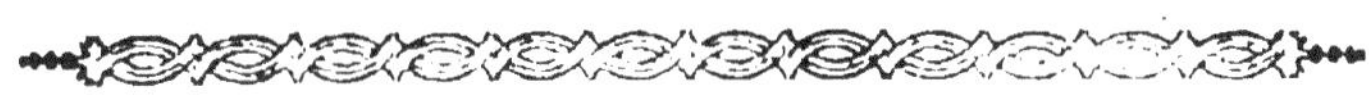

CHAPITRE XVII.

OBSERVATIONS de M. LACOSTE.

Guérison d'un Polype intestinal.

JEAN Coulau, Commerçant de

Castel-Sarrasin, étoit tourmenté depuis dix ans de douleurs de ventre très-violentes avec des vomissemens fréquens. Après avoir épuisé tous les remedes ordinaires, on lui conseilla d'aller prendre les eaux de Verdusan. Il commença par les boire à petites doses, à cause de l'état de foiblesse & de maigreur auquel il étoit réduit. Vers le dixieme jour de l'usage des eaux, les symptomes de sa maladie augmenterent avec des douleurs de colique les plus vives. On eut recours aux lavemens purgatifs; on lui en donna un avec de l'eau minérale, & tout de suite il alla à la garde-robe en poussant des cris douloureux. Il rendit une masse glaireuse & charnue qui pésa dix-huit onces, & qui avoit dans sa circonférence des fibres & des filamens détachés. Il y resta vingt-cinq jours, & fut radicalement guéri.

Colique occaſionnée par un corps dur dans le canal inteſtinal.

M. Lafargue, Habitant de Caſtillon de Bats, commença d'être attaqué, dès l'âge de 27 ans, de vives douleurs de colique qui ſe faiſoient reſſentir dans tout le bas-ventre ; il en étoit cruellement tourmenté tous les mois, & il ne trouvoit d'autre ſoulagement à ſes maux que l'uſage, chaque année des eaux de la grande ſource de Verduſan. Vers la douzieme année de cet uſage, il revint à Verduſan, & prit les eaux de la même ſource à grandes doſes ; il rendit par les ſelles un corps dur comme une pierre de la grandeur d'un petit écu & de l'épaiſſeur d'un pouce en quarré. Depuis ce tems-là il n'a plus eu de colique, & s'eſt toujours bien porté.

Expulſion d'un Ver ſolitaire qui cauſoit des ſymptômes violens.

Le nommé Dufour, Fermier de M. de Mellet, étoit affligé depuis près de 12 ans d'une maladie aſſez ſinguliere, ne pouvant ni boire ni manger ni dormir. Il avoit des grouillemens de ventre preſque continuels, des langueurs d'eſtomac, & principalement un grand mal de tête avec des mouvemens convulſifs. Après avoir pris beaucoup de remedes ſans ſuccès, il ſe transporta au Verduſan, où il commença à faire uſage des eaux minérales de la grande ſource mêlées avec une partie de celles de la petite ſource. Vers le neuvieme jour de cet uſage il fut pris d'une colique très-violente : deux lavemens carminatifs ne firent qu'augmenter ſes ſouffrances; on lui en donna un troiſieme avec l'eau de la grande ſource; il rendit auſſitôt dans un peloton de glaires un ver plat ou solitaire qui avoit près de quinze pieds de longueur. Le malade fut délivré par-là de tous les ſymptômes de ſa maladie, & il ſe porte bien.

Cure d'une jauniſſe provenant d'obſtructions au foye.

Mademoiſelle Dupeire de Caſtelnau dans la Lande, à l'âge de 38 ans, avoit une jauniſſe répandue ſur tout le corps, accompagnée d'obſtructions au foye & à la rate. Elle tendoit à l'hydropiſie, ayant les jambes œdémateuſes & une ſoif exceſſive.

Vers le troiſieme jour de l'uſage des eaux minérales de Verduſan, elle recouvra l'appétit & le ſommeil qu'elle avoit perdus depuis longtems, & après dix-huit jours de leur uſage, ſa jauniſſe diſparût, ainſi que les autres ſymptômes de ſa maladie; elle ſe rendit chez elle en parfaite ſanté. Elle eſt revenue à Verduſan ſept années de ſuite pour donner des marques de reconnoiſſance à la fontaine.

Bile répandue provenante d'obſtructions.

M. Jouannés, Commis au Bureau des Fermes d'Auch, avoit une bile répandue par tout le corps, avec des obſtructions dans tous les viſceres du bas-ventre ; il étoit en outre miné par une fievre hectique. On lui ordonna de prendre les eaux minérales de Verduſan de la petite & de la grande ſource mêlées en parties égales ; il les but pendant vingt-deux jours. Vers le ſeptieme jour de leur uſage, il recouvra l'appétit & le goût, le ſommeil lui revint, il reprit de l'embonpoint, & s'en retourna chez lui ayant une meilleure couleur ; il eſt venu depuis ce tems-là cinq ou ſix ans, & je l'ai vû bien portant & avec ſon teint naturel.

Jauniſſe, fievre lente à la ſuite d'une ſuppreſſion des lochies.

La femme d'un Charpentier de Condom, à la ſuite d'une ſuppreſſion des lochies, eut une bouffiſſure de tout le corps, accompagnée de fievre lente & d'une jauniſſe générale. Après avoir pris ſans aucun ſuccès différens remedes, elle vint à Verduſan, & y but pendant vingt-deux jours les eaux de la petite ſource. Elle fut parfaitement guérie par leur uſage.

Cure d'une néphrétique graveleuſe.

M. de Cadreils, Capitaine de Milice, étoit cruellement tourmenté depuis quinze ans ou environ de douleurs néphrétiques. Les remedes ordinaires n'avoient pu apporter aucun ſoulagement à ſes maux, il vint le chercher à Verduſan. Il prit les eaux & les bains de la grande ſource, il évacua par leur ufage une quantité étonnante de graviers & de glaires. Sa fanté fut rétablie ; il fe porta de mieux en mieux : il eft revenu plufieurs années prendre les eaux plus par précaution, que par le befoin qu'il en avoit.

Néphrétique avec fuppreffion d'urine.

M. Delord, Commerçant de Biran, fut vivement attaqué d'une colique néphrétique avec fuppreffion totale de l'urine. Après avoir inutilement employé beaucoup de remedes, il vint au Verdufan, & y but pendant dix-huit jours les eaux de la grande fource ; il rendit par l'urethre une pierre de la groffeur d'un haricot, & évacua par la même voie une grande quantité de fables & de glaires. Deux ans après, par le même ufage, il en rendit une autre de la même groffeur & très-raboteufe qui lui caufa des excoriations dans le canal de l'urethre. Depuis ce tems-là il n'a plus ressenti aucun symptôme de néphrétique, & il jouit d'une bonne santé.

Ischurie.

Une femme grosse de huit mois étoit atteinte d'une ischurie. Les remedes les mieux indiqués dans ces circonstances ne pouvoient la soulager, la maladie faisoit des progrès; je lui conseillai de prendre les eaux en parties égales de la grande & de la petite source de Verdusan. Elle en fit usage pendant douze jours, & elle fut guérie; elle accoucha bientôt après d'un garçon qui est vivant & des plus robustes.

Pertes blanches.

Mademoiselle Bordoneuve de Bonas étoit affligée depuis dix ans de pertes blanches qui l'avoient réduite à une extrême maigreur; elle toit menacée d'une phthiſie prochaine. Elle fit uſage des eaux & des bains de la grande ſource, & fut parfaitement guérie ſans qu'il ſubſiſtât aucun ſymptôme de ſa maladie.

Perte de ſang.

Une femme d'Agen éprouvoit depuis dix-huit mois une perte de ſang, elle étoit devenue très-maigre, & elle avoit les jambes œdémateuſes. Elle prit les eaux de la petite ſource de Verduſan. Vers le ſeptieme jour de leur uſage, l'œdéme des jambes diſparut; la perte ceſſa pendant l'uſage des eaux, la malade reprit de l'embonpoint, & elle ſe porte aujourd'hui très-bien.

Anazarque.

Un Forgeron du Marquiſat de la Caſze arriva à Verduſan le 18 Juillet 1758. Il étoit atteint depuis cinq ans d'une anazarque avec pluſieurs ulceres aux jambes ; il prit les eaux & les bains de la grande ſource, & s'en retourna chez lui radicalement guéri. Il y revint l'année derniere jouiſſant d'une parfaite ſanté.

Engorgement œdémateux d'une cuiſſe à la ſuite d'un abcès.

La nommée Marie Lanes, native de Tarraube, âgée de 48 ans, eſt venue au Verduſan le 9 Septembre 1771 ; elle avoit eu quelques mois auparavant un éréſypele phlegmoneux à l'une des cuiſſes, qui avoit dégénéré en abcès ; on lui en avoit fait l'ouverture, & après la ſuppuration finie, la cuiſſe étoit devenue fort groſſe & œdémateuſe, & elle ne pouvoit marcher : elle eſt arrivée avec des échaſſes. Après le ſixieme bain, elle a marché librement, la cicatrice s'eſt ramollie, la cuiſſe & la jambe ont repris leur état naturel.

Enflûre œdémateuse extraordinaire d'une cuisse & d'une jambe, à la suite d'une superpurgation.

La nommée Marie Cailhavet, ancienne Cuisiniere de M. de Belloc, Procureur du Roi au Présidial d'Auch, âgée d'environ 49 ans, après l'effet d'un émétique donné à trop forte dose, eut une superpurgation qu'on arrêta par les calmans. Tout de suite la cuisse droite & la jambe du même côté enflerent prodigieusement; elles devinrent œdémateuses, & la malade n'avoit aucuns sentiments, mouvement ni de force dans ces parties. On lui ordonna les eaux & les bains de la grande source. Le premier bain dissipa l'enflûre de la jambe; après le sixieme elle fut en état de marcher, & bientôt après elle fut entierement rétablie.

Vapeurs convulſives.

Mademoiſelle de Goulart d'Aſtramiac étoit affligée de vapeurs convulſives : elle étoit agitée lors du paroxyſme par des convulſions ſi fortes, qu'à peine ſix hommes des plus robuſtes pouvoient la tenir. Elle fit uſage pendant longtems de différens remedes, mais ſans en retirer aucun avantage. Enfin par l'uſage répété des eaux minérales de la petite ſource de Verduſan, elle a été parfaitement guérie, n'ayant pas eu depuis huit ans aucune attaque vaporeuſe.

Clou vaporeux, & vertige.

Le nommé Lubeſpere, Maître Tailleur, Habitant de Verduſan près le Caſtera, étoit atteint d'un vertige & du clou vaporeux ; il avoit des douleurs de tête ſi violentes, qu'il en devenoit furieux, & ne ſçavoit quelle ſituation tenir.

Différens remedes qu'on lui avoit prescrits n'avoient apporté aucun amandement à son triste état. De lui-même il alla boire les eaux de grande source, & depuis ce tems-là il n'a plus eu de mal de tête, & a été délivré des autres symptômes de sa maladie.

Convulsions épileptiques occasionnées par des vers.

Un enfant âgé de 13 ans, avoit des convulsions épileptiques ; on le mit à l'usage des eaux minérales de Verdusan, il prit les eaux des deux sources en parties égales. Il a évacué par leur moyen une quantité étonnante de vers de toute espece, & n'a plus éprouvé de convulsions.

Affection hypocondriaque.

M. Sauvage, Gentilhomme de l'Armagnac, étoit atteint d'une affection hypocondriaque. Après avoir pris pendant six ou sept ans un grand nombre de remedes ſans ſuccès, il déſeſpéroit de ſa guériſon. Il vint à Verduſan le 16 Août 1769; il prit les eaux des deux ſources & les bains pendant dix-huit jours. Il recouvra par leur uſage l'appétit, le ſommeil; bientôt après il fut entierement guéri de ſa mélancolie, & reprit ſon embonpoint naturel.

Aſthme humide.

Le ſieur Leſparre, Commerçant & Habitant de la Comté de Juillac, étoit atteint depuis dix ans d'un aſthme humide contre lequel il avoit employé inutilement différens remedes. Il vint à Verduſan, en 1745, & prit les eaux de la grande ſource; il en fut tellement ſoulagé, qu'il eſt venu les prendre dans la ſaiſon pendant 25 ans de ſuite.

Asthme humoral.

M. Lacroix, Commerçant de la Bastide d'Armaignac, affligé d'un asthme humoral depuis 25 ans, après avoir fait usage des eaux de Bareges, de Cauterets, de Bagneres, sans en éprouver aucun soulagement, est venu à Verdusan le 22 Septembre 1771. Il ne pouvoit tenir d'autre situation pendant la nuit, que celle d'être assis sur un fauteuil, la tête penchée sur les genoux; il avoit de fréquens paroxysmes convulsifs, ne dormoit point, & éprouvoit un dégoût pour tous les alimens. Vers le quatrieme jour de l'usage de l'eau de la grande source, il a eu de l'appétit & a pu dormir dans le lit. Il s'est déclaré une expectoration abondante le matin; le malade a repris de l'embonpoint, & beaucoup d'autres symptômes de sa maladie ont disparu.

Phthysie nerveuse.

M. de Coulouffac, Prieur du Chapitre de l'Eglise Collégiale de S. Caprais de la Ville d'Agen, étoit atteint depuis quatre ans d'une phthysie nerveuse; il éprouvoit de vives douleurs dans tous les membres, & un grand dérangement dans toutes les fonctions. Il prit en 1769, & a continué pendant trois ans de suite, les eaux & les bains de la grande source. Il a été parfaitement guéri par leur usage, & a repris tellement de l'embonpoint, qu'on avoit beaucoup de peine à le reconnoître.

Hoquet invétéré.

Jeanne Plantie, Habitante du Bourg de Roques, âgée de 26 ans, Couturiere, après avoir mangé, s'occupoit tout de suite à son ouvrage; la position qu'elle prenoit pour travailler comprimoit son eſtomac. Après un travail forcé de ce genre pendant quinze jours, elle fut attaquée d'un hoquet convulſif qui dura pendant dix-huit mois. Elle employa inutilement différens remedes qui ne purent la ſoulager même pendant l'eſpace de deux heures. Elle eſt venue à Verduſan le 17 Septembre 1771 ; elle a pris les eaux & vingt-deux bains de la grande ſource. Vers le neuvieme jour de leur uſage, le hoquet a diſparu, & elle a repris beaucoup d'embonpoint.

Gale invétérée, Dartres vives, Ulceres aux jambes.

M. Tauzo, Bourgeois de Beaumont près Vaupillon, étoit rongé d'une vieille gale, de dartres vives, & d'ulceres aux jambes. Il vint dans ce triſte état à Verduſan en 1770 ; il prit les eaux & les bains de la grande ſource, & il fut parfaitement guéri, n'ayant plus reſſenti aucune démangeaiſon. Il ne peut aſſez louer les grandes vertus de ces eaux.

Dartres vives.

Le ſieur Cantau Deſtane, grand Commerçant, avoit tout ſon corps couvert de dartres vives. Il ne pouvoit dormir ni la nuit ni le jour, ſa peau tomboit par écailles comme celle d'un ſcorbutique. Il prit les eaux & les bains de la grande ſource de Verduſan pendant dix-ſept jours, & il obtint une guériſon radicale, ſa peau s'étant rétablie dans l'état naturel.

Humeurs froides aux malleoles du pied droit, avec perte de mouvement.

La femme du nommé Laronde, Maître Tailleur d'habits, Habitant de la Paroiſſe de la Gardere, étoit atteinte d'une humeur froide qui s'étoit fixée aux malleoles du pied droit, & y causoit un engorgement considérable. Elle n'avoit ni la force ni la liberté de marcher. Je lui conseillai de faire appliquer sur la partie affectée, en se mettant au lit, des boues de Verdusan chauffées. Vers le huitieme jour de leur usage, l'humeur changea de place, & se porta au poignet du même côté: on continua l'application des boues, & la malade fut guérie par leur usage.

Rhumatisme avec privation du mouvement du bras, & de la jambe du même côté.

Mademoiselle Moliné de Liarolies près Nerac, étoit si cruellement tourmentée de douleurs rhumatismales, qu'elle avoit perdu l'usage du bras & de la jambe du côté droit. Elle avoit usé pendant trois années de suite des boues de Barbotan sans aucun soulagement. Elle vint à Verdusan en 1748, &

ſe fit appliquer les boues pendant vingt-cinq jours de ſuite; elle fut radicalement guérie, & elle jouit encore d'une bonne ſanté, n'éprouvant plus de douleurs de rhumatiſme.

Rhumatiſme goutteux.

Mademoiſelle Lacroix de Fleurence, étoit affligée depuis quelques années d'un rhumatiſme goutteux qui s'étoit fixé ſur les jambes & ſur les cuiſſes. Elle avoit pris ſans aucun ſuccès les bains de Bagneres, de Bareges, de Barbotan. Elle ſe fit porter au Verduſan le mois de Septembre 1771, à peine pouvoit-elle marcher avec des échaſſes. Elle prit une vingtaine de bains de la grande ſource, & s'en trouva ſi bien ſoulagée, qu'elle marcha ſans ſecours.

Hemiplegie.

M. Serein, ancien Maire de la Ville d'Auſch, âgé de 65 ans,

étant paralytique de la moitié du corps, ſe rendit à Verduſan le 27 Septembre 1766. Comme la ſaiſon étoit pluvieuſe, il ne put faire uſage des boues ſelon la méthode ordinaire, qui eſt d'expoſer la partie malade au ſoleil après l'avoir frottée de boues. Je lui conſeillai de s'en ſervir le ſoir en ſe couchant, en maniere de friction que je pratiquai moi-même après les avoir fait chauffer & animer d'un peu d'eau de vie. Le troiſieme ſoir de l'application des boues, il ſe ſervit de ſon bras droit à table, & après quinze jours de cet uſage continué, il ſe retira chez lui n'ayant beſoin d'aucun ſecours pour s'habiller.

Paralyſie des extrémités inférieures.

La fille de M. S. Martin, Commerçant au Brouil, âgée de 23 ans, d'un tempérament ſanguin, & d'une riche taille, étoit paralytique des deux jambes ſans pouvoir preſque faire aucun mouvement. Elle fut portée dans cet état à Verdusan en 1758 ; elle prit pendant 22 jours les eaux & les boues. Vers le dixieme jour de cet usage, elle commença de sentir un peu de force dans les jambes, le mieux augmenta à mesure qu'elle but les eaux, & qu'elle se fit appliquer les boues ; sa guérison fut entierement complettée par ces secours. Elle se maria un an après, & devint mere successivement de trois enfans très-robustes.

Perte du mouvement des membres.

Une Demoiselle de Francescas, qui avoit perdu le mouvement de tous ses membres, & qui ne pouvoit agir que par des secours étrangers, après avoir employé sans succès pendant plusieurs années les boues de Barbotan, vint faire usage de celles de Verdusan : elle se les fit appliquer pendant 42 jours de ſuite, au bout duquel tems elle ſe retira chez elle ſans échaſſe ni bâton, parfaitement guérie.

Perte de mouvement des extrémités inférieures.

Le 6 Septembre 1771 eſt arrivée au Verduſan Jeanne Dariens de la Paroiſſe de Cailhavel près de Vic. Elle étoit paralytique des genoux depuis trois ans, & ne pouvoit faire aucune extenſion ni flexion des extrémités inférieures ; elle a pris huit bains de la grande ſource, & s'eſt retirée chez elle bien guérie, ce qui a fait l'admiration de beaucoup de perſonnes qui étoient aux eaux.

Privation générale du mouvement des membres.

Candide Labérenne, âgée de 17 ans, Habitante du Caſtera-Vivent, étoit percluſe de tout ſon corps, ne pouvant ſe remuer qu'au moyen du ſecours qu'on lui donnoit. Elle fut portée le 15 Septembre 1771 à Verdusan où elle a pris vingt-deux bains de la grande source, & avec tant de succès, qu'après leur usage elle alloit à la source pour y boire les eaux sans bâton ni échasse, & sans qu'elle parût boiteuse.

Ulcere sinueux & calleux à une jambe œdémateuse.

La femme d'un Charpentier de Liarolles, âgée de 23 ans, avoit un ulcere sinueux avec des bords calleux à une des jambes qui étoit devenue œdémateuse. Elle est venue dans cet état au Verdusan le 11 Septembre 1771; elle y a pris la douche du grand tuyau l'espace de quinze jours, buvant en même-tems l'eau des deux sources. Vers le cinquieme jour de cet usage, les bords de l'ulcere ont commencé à se ramollir: vers le dix-huitieme jour, il a été consolidé, & l'enflûre œdémateuse de la jambe s'est dissipée.

Abcès aux muſcles intercoſtaux.

M. de Cantoloup de Regéaumont, fut atteint à la ſuite d'une fievre putride qui avoit duré 40 jours, d'un abcès au-deſſous de la mamelle gauche dans les muſcles intercoſtaux externes & internes. On y remarquoit une fluctuation ſenſible. Le malade ne voulant point faire ouvrir ce dépôt vint à Verduſan prendre les eaux de la grande ſource; pendant dix jours qu'il en fit uſage, la matiere purulente ſe fit jour. Par l'avis de M. Cortade le fils, il prit la douche de la grande ſource, l'abcès ſe vuida entierement, & l'ulcere ſe conſolida.

FIN.

ERRATA.

PAGE 23, lig. 13, la couleur de ſyrop, *liſ.* la couleur du ſyrop.

Pag. 29, lig. 4, s'étoit précipitée, *liſ.* s'étoient précipitées.

Pag. 35, lig. 12, de Bonn, *liſ.* de Bonnes.

Pag. 72, lig. 3, évacua, *liſ.* évacuation.

Pag. 102, lig. 12, au titre Obſervations de M. Cortade le pere, *liſ.* Obſervations de MM. Cortade pere & fils.

Pag. 104, lig. 2, bons ſecours, *effacez* bons, *liſ.* ſecours.

Pag. 105, lig. 1, de M. Cortade, *liſ.* de MM. Cortade.

Pag. 126, lig. 15, autumnale, *liſ.* automnale.

Pag. 135, Bouilbas, *liſ.* Bouilhas.

Pag. 153, lig. 11, au Verduſan, *liſ.* à Verduſan.

Plan des sources minérales de Verdusan.

a Grande fontaine.
b Bains.
c Escaliers qui montent aux petites chambres pour chaque bain.
d Grand bain pour les Pauvres.
e Grand escalier pour la salle du second étage.
f Grand chauffoir.
g Quatre robinets pour les Buveurs.
h Robinet pour remplir les bouteilles ou barils.
i Tuyau du grand bain.
k Chaudieres.
l Corridor pour aller aux chaudieres.
La croix † marque le terrein où il y a déja une très-belle Auberge construite.
La double croix †† marque le terrein où l'on doit continuer de bâtir.

Il y a un second étage ; le dessus de chaque bain est une petite chambre ; le dessus du grand bain, une grande salle dans laquelle toutes les petites chambres ont leur issue.

La petite fontaine sera bâtie l'année prochaine.

Chaque petit bain a son chauffoir particulier.

PLAN DES SOURCES MINERALES DE VERDUSAN

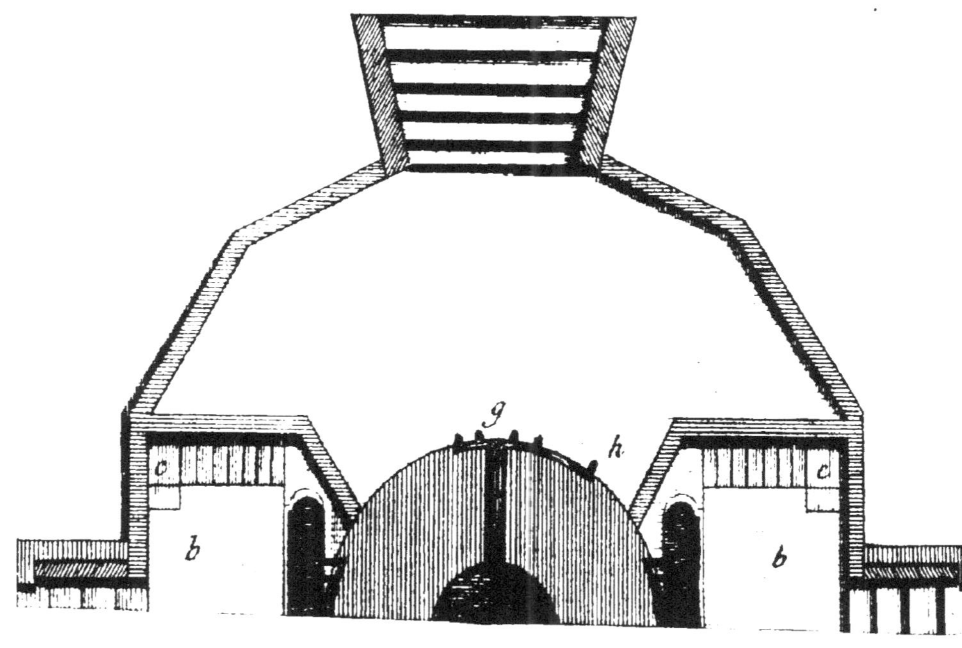

PLAN DES SOURCES MINERALES DE VERDUSAN

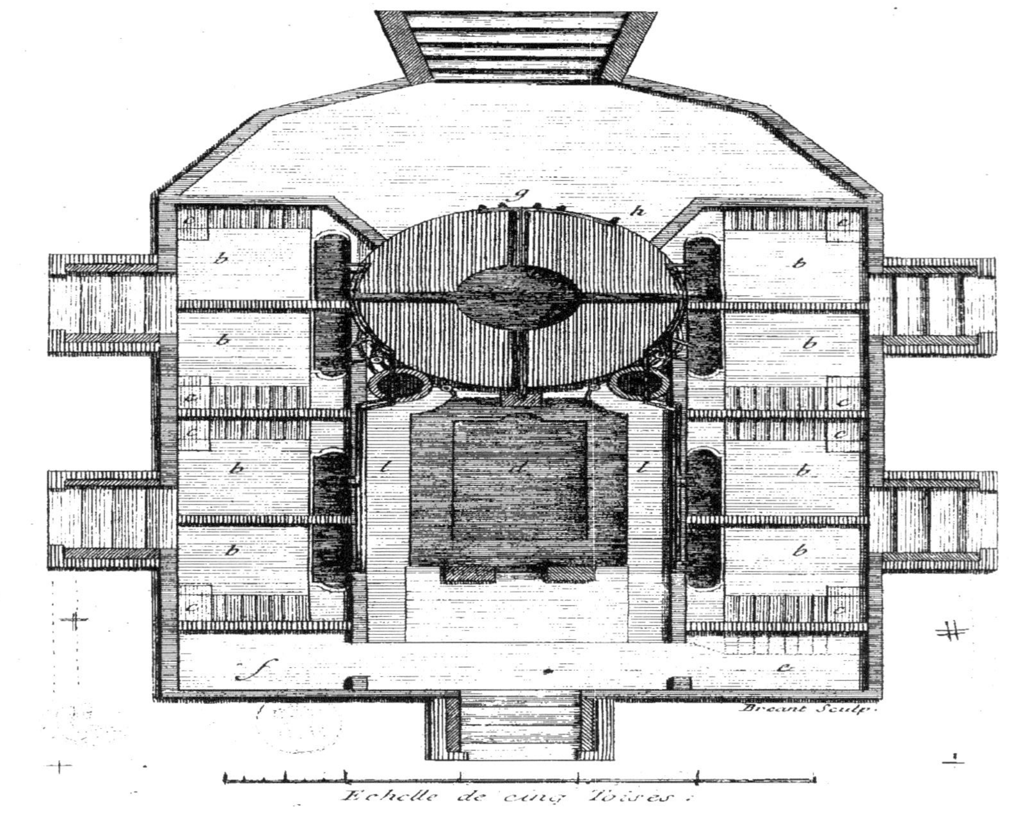

TABLE DES SOMMAIRES.

Fin de la Table.

www.ingramcontent.com/pod-product-compliance
Ingram Content Group UK Ltd.
Pitfield, Milton Keynes, MK11 3LW, UK
UKHW022103260726
13993UKWH00001B/289

9 782329 296180